Lizandro Leite Brito

SP/ set/ 2019

Esteroides Anabólico – Androgênicos
Conceitos fundamentais

Gerente editorial Roger Conovalov
Projeto Gráfico João Guilherme Herio
Revisão Jaci Albuquerque
Capa Lura Editorial

Catalogação na Fonte do Departamento Nacional do Livro (Fundação Biblioteca Nacional, Brasil)

Câmara, Lucas Caseri
Esteroides Anabólico – Androgênicos Conceitos fundamentais / Lucas Caseri Câmara – 1ª ed. – São Paulo: Lura Editorial, 2018
216p.

ISBN: 978-85-5849-167-9

1.Esteroides Anabólico 2. Esteroides Anabolizantes Androgênicos 3. EAA I.Título

CDD-614.4

Dr. Lucas Caseri Câmara

Esteroides Anabólico – Androgênicos

Conceitos fundamentais

SUMÁRIO

Aos que direta ou indiretamente contribuíram me abrindo portas, aos que direta ou indiretamente contribuíram me fechando portas, todos foram importantes para minha construção pessoal e profissional, permitindo-me completar este projeto.

“Quem come da árvore do conhecimento sempre acaba expulso de algum paraíso”.

(William Ralph Inge)

Agradecimentos

Em verdade, os agradecimentos, a gratidão, é para o todo que ocorreu na minha vida para que eu esteja aqui neste momento escrevendo sobre eles. No entanto, algumas pessoas merecem destaque por terem singular contribuição em alguma fase deste projeto, desde a sua concepção mental até a execução formal.

Inicialmente agradeço ao Prof. Waldemar Guimarães, que por suas majestosas e, por vezes, incompreendidas obras, me trouxe muito conhecimento sobre o uso de EAA (Esteroides Anabólico-Androgênicos) em diversos aspectos quando eu ainda era acadêmico de medicina.

Agradeço também ao Prof. Dr. José Maria Santarém, que, através de um convite para dar aula sobre "Recursos ergogênicos", em 2006, me permitiu ainda maior contato com o assunto pelo qual me fascinei posteriormente. No mesmo tempo, agradecimento à família Koprowski (Eugênio e Rodrigo), que me permitiu ainda ministrar aulas no curso técnico de Musculação com esse mesmo tema, o que me proporcionou constante aprimoramento.

Agradeço ao colega médico Prof. Dr. Glaycon Michels, pela oportunidade de ministrar aulas em seus cursos, exigindo constante engrandecer dos meus conhecimentos, e pela excelente vivência prática do atendimento clínico de usuários de EAA.

Ao amigo e futuro colega médico, o gênio, Gabriel Pavani Patriota, por todas as reuniões, encontros com conversas científicas e filosóficas até tarde de muitas noites, pela sua rapidez e lucidez de raciocínio, que me permitiram ingressar na medicina baseada em evidências relacionadas ao uso de EAA.

Ao colega médico Prof. Dr. Wanderley Bernardo, pela sua obra *Prática Clínica Baseada em Evidências*, que me engrandeceu a visão pragmática e crítica sobre ciência, e sem a qual não teria me fascinado também pela medicina baseada em evidências.

À Profa. Dra. Trisha Greenhalgh, pela fantástica obra *Como ler artigos Científicos*, que ampliou meu horizonte acadêmico e capacidade crítico-interpretativa de estudos científicos, me permitindo separar melhor o joio de trigo na seleção de bons estudos.

Ao William Llewellyn, autor de inúmeras obras sobre EAA, incluindo o famoso compilado empírico e científico *Anabolics*, pois sem essa magnífica obra, meu conhecimento certamente seria deficiente.

Ao Prof. Dr. Charles Kochakian, pela preciosa obra *Anabolic Steroids – Handbook of Experimental Pharmacology*, de 1976, que me trouxe majestosamente compilados desde a química até o histórico de uso clínico, passando pela atuação em diferentes aspectos do metabolismo, englobando toda a ciência da época relacionada ao uso de EAA em modelos animais e humanos.

Ao Prof. Dr. William Taylor, pela obra *Anabolic Therapy in Modern Medicine*, compilando todo o racional de uso e aplicabilidade clínica dos EAA, trazendo-me inúmeras referências científicas buscadas posteriormente, e também importantes ideias que contribuíram certamente na escrita desta obra.

Ao Prof. Dr. Aécio Flávio Teixeira de Góis, meu atual orientador de doutorado pelo programa de Saúde Baseada em Evidências da UNIFESP, quem acreditou no meu potencial e me permitiu engrandecer meus conhecimentos ainda mais sobre medicina baseada em evidências através de todas as disciplinas acadêmicas realizadas até o momento.

A todos os estudiosos e pesquisadores ao redor do mundo, que com suas contribuições científicas, independentemente se boas ou ruins, permitiram-me a oportunidade de exercitar minha capacidade de aprendizado e avaliação crítica.

À minha mãe, Lena, por ter sido até aqui minha grande fã, confiando nas minhas capacidades, e me incentivando durante minha jornada acadêmica.

À nutricionista Aline Camargo Vieira, que me proporcionou paz no coração e mais alegrias nos meus dias, incluindo ainda todo o carinhoso suporte e incentivo para que eu escrevesse de forma focada e veloz o que estava apenas em ideia guardada na mente pelos últimos quatro anos.

Por fim, a você leitor, que confiou em pegar esta obra nas mãos, o que me permite a oportunidade de poder entrar no sagrado ambiente do seu pensamento e, se eu tiver sucesso, contribuir com o engrandecer do seu conhecimento.

Gratidão.

Apresentação do autor:

Minha história com os EAA começou bem cedo. Sou filho de educadores físicos e cresci dentro do ambiente de academias, lugar onde muitas vezes o objetivo além de saúde é estético, e, sendo assim, algumas drogas como estimulantes e EAA estão comumente presentes em conversas.

Fui atleta (triatleta), com uma melhor colocação sendo um 4º lugar em uma etapa de um campeonato mundial na Áustria, aos 16 anos. Quanto mais alto o nível dos atletas com os quais convivia e me inspirava, mais comum eram as conversas sobre "tomar algo" visando a melhora da *performance* esportiva através do ganho de força e massa muscular. Lembro-me de um episódio quando eu competia em provas de curta distância em natação (tinha entre 15 e 16 anos), em um Festival Bob's, nunca me esqueci da cena vista, de um nadador do meu balizamento aspirando uma ampola e injetando alguma coisa na coxa antes do aquecimento. Quando peguei a ampola do chão, pude ler "Deca-Durabolin® 50mg mg/ml", descobri o que era algum tempo depois.

Entrei na Faculdade de Educação Física na cidade de Santos (cidade onde nasci), e mais uma vez, pelo único ano em que cursei, em contato com alguns "fortões" e com o ambiente de academias, desempenho esportivo, estética e fisiculturismo, mais uma vez os EAA eram presentes em muitas conversas e brincadeiras.

Já na faculdade de medicina (minha gloriosa FCMS – Faculdade de Ciências Médicas de Santos), lá pelo terceiro ou quarto ano conheci os livros do professor Waldemar Guimarães, que em um trabalho fantástico (que chegou a ser mal compreendido pelos mais ignorantes) trouxe à tona e para o conhecimento de todos o que se fazia no mundo relacionado ao treinamento de força e fisiculturismo, lícita ou ilicitamente, aberto ou de forma escondida.

Saí da faculdade direto para especialização em Fisiologia do Exercício e Treinamento Resistido, na Saúde, na Doença e no Envelhecimento, coordenada pelo Prof. Dr. José Maria Santarém, na Faculdade de Medicina da USP. Por meio desse lugar, pude conhecer muitas outras pessoas importantes na área, fiz muitos amigos, que tenho até hoje, e acabei entrando no mundo da docência (na especialização, nos cursos técnicos de musculação da FEPAM, em congressos) falando justamente sobre um tema que me brilhava os olhos, os "recursos ergogênicos".

Concluída a especialização, ingressei no mestrado pela Fisiopatologia experimental, na FMUSP, avaliando força e resistência muscular em doentes com insuficiência arterial periférica. Apesar de ter feito a qualificação, mas não realizado a defesa, esse período foi um divisor de águas na minha vida, pois foi onde tive contato mais aprofundado com a ciência e a arte de buscar, ler e saber interpretar artigos científicos.

Fiz ainda especialização em Fisiologia do Exercício (UNIFESP), e em Medicina Estética (FACIS), antes de, em 2010, finalmente entrar na residência de Medicina Física e Reabilitação, chamada também de Fisiatria, na UNIFESP, casa pela qual sempre tive grande apreço. Foi durante meu convívio com o processo da reabilitação, ao ver pacientes debilitados, com perda de aptidão física, pós-operatórios, queimados, em UTI, com sequelas de AVC, que me interessei ainda mais pelos EAA, pelo incrível potencial de agir em condições catabólicas (perda de massa muscular, sarcopenia, síndrome da fragilidade, doenças neuromusculares e reumatológicas, etc.) ou nos casos de perda de função (força e potência muscular). Tirando alguns poucos e inteligentes amigos, como o hoje fisiatra e geriatra Dr. Marcelo de Andrade Starling, a utilização de EAA em qualquer que fosse o caso nem sempre era bem-vista.

Após a residência, fiz ainda alguns muitos cursos, mais uma especialização, em Fisiologia do Exercício Aplicada à Clínica (UNIFESP), e atendo em consultório particular em São Paulo desde então. Pelo histórico, pelo contato frequente com pessoas e ambientes em que os EAA eram (em caráter terapêutico ou não) bastante presentes, a demanda por conhecimento acabou aumentando e, assim, acabei estudando mais ainda.

Já atendi inúmeros usuários de EAA, já prescrevi em caráter terapêutico, já acompanhei atletas de fisiculturismo e outros esportes que estavam em uso de EAA, e, assim, acabei também ganhando certa experiência prática e possibilidade de aplicação dos conhecimentos prévios adquiridos nos inúmeros artigos lidos até hoje.

Conheci um indivíduo fora do normal, "fora da curva" como dizem, o brilhante Gabriel Pavani Patriota (hoje aluno do 6º ano da FCMS), e pudemos compartilhar de boas ideias e projetos de estudo dos EAA, que me levaram a, mais uma vez, um degrau mais alto de conhecimento científico sobre o tema, permitindo-me fazer palestras em eventos e congressos, levando informação científica da mais alta qualidade.

Atualmente, sou aluno de doutorado do programa de Saúde Baseada em Evidências da UNIFESP, orientado pelo Prof. Dr. Aécio Teixeira de Góis, e meu tema de estudos envolve a testosterona e o Acidente Vascular Encefálico, relacionando com aspectos preventivos, de apresentação clínica, e prognóstico em reabilitação.

Eu, minha vida e minha história, claro, não se resumem a isso, mas acreditei ser importante uma pequena introdução de quem eu sou e de como cheguei até aqui, em que você me lê neste momento.

Procurei neste livro transcrever o máximo e o melhor dos conhecimentos que obtive, em fontes científicas e fontes empíricas, sobre o polêmico tema do uso de EAA (em especial o uso não terapêutico).

No primeiro capítulo, achei prudente discorrer sobre de onde vieram e quem foram as pessoas, pesquisadores e eventos importantes que contribuíram para a chegada dos EAA e seu uso (terapêutico ou não) até o presente momento.

No segundo capítulo, apresento de forma bastante descritiva dois bons estudos de revisão sistemática (uma excelente qualidade de evidência científica) sobre a epidemiologia do uso de EAA no mundo e no Brasil.

No terceiro capítulo, visto que estamos falando de sistema endócrino, em especial o que se relaciona ao espectro de ação da testosterona, acreditei ser prudente falarmos sobre os mecanismos de ação da testosterona e dos EAA.

No quarto capítulo, juntando informações de fontes empíricas e científicas, tentei trazer ao leitor uma ampla noção de como funcionam os ciclos de EAA, e quais os conceitos principais que devemos ter em mente quando da discussão do tema.

No quinto capítulo, baseado principalmente em fontes empíricas, o que é bastante grande, foi realizada a descrição de EAA orais e injetáveis, com relação a diferentes aspectos, desde o histórico da droga, estrutura química, distribuição, indicações clínicas, usos por atletas e fisiculturistas.

No sexto capítulo, já de conhecimento dos mecanismos de ação da testosterona, dos conceitos básicos sobre ciclos de EAA, dos tipos de EAA, trouxe para o leitor os diferentes tipos de ciclos de EAA, combinação de drogas e, por fim, dos objetivos de uso nas fases de *bulking* e *cutting*.

No sétimo capítulo, após compreender mais a fundo sobre os ciclos de EAA, um tema de bastante importância é a TPC (terapia pós-ciclo), ou seja, o que se faz ou usa após um ciclo de EAA para recuperação das funções fisiológicas alteradas.

No oitavo capítulo, visto a termos já falado de ciclo e pós-ciclo, achei prudente algumas palavras sobre o *blast and cruise*, ou seja, a opção pelo uso crônico e continuado dos EAA.

No nono capítulo, já tendo o leitor compreendido bastante informação sobre o tema, o que se faz na prática, lícita e ilicitamente, achei interessante trazer informações sobre a qualidade das drogas provindas do mercado paralelo, por ser a maior fonte de aquisição de drogas entre atletas em geral.

No décimo capítulo, baseado principalmente em fontes confiáveis de informação e de um julgamento crítico de evidências científicas, está presente e descrito o que pode ou não estar relacionado como efeitos adversos do uso de EAA.

No décimo primeiro capítulo, já tendo tomado contato com o que pode ou não estar associado a efeitos adversos, apresento alguns erros bastante comuns, que, se evitados, poderiam facilmente evitar muitos dos efeitos adversos demonstrados no capítulo anterior.

No décimo segundo capítulo, saindo um pouco do escopo do uso não terapêutico dos EAA, apenas para conhecimento do leitor, apresento em poucas páginas suas indicações clássicas, ou seja, em que condições de doença os EAA poderiam ser aplicados como adjuvante terapêutico.

No décimo terceiro capítulo, julgo que seja dos mais importantes deste livro, trago um pouco do conhecimento da MBE (Medicina Baseada em Evidências) e a sua aplicação para melhor compreensão e desenvolvimento de raciocínio crítico, frente as evidências científicas e empíricas relacionadas ao uso de EAA.

No décimo quarto capítulo, estrategicamente o último desta obra, trouxe a postura e os posicionamentos de entidades esportivas e de saúde sobre o uso não terapêutico dos EAA, para que o leitor, após toda a gama de conhecimentos adquiridos ao longo do livro, possa por ele mesmo formar a própria opinião sobre o polêmico tema.

Como disse certa vez Nietzsche: "não há fatos eternos, como não há verdades absolutas", e eu digo que: "talvez as nossas certezas de hoje possam (ou não) ser as grandes iatrogenias de amanhã", devido à alta velocidade de reciclagem dos conhecimentos. Trazer novos conhecimentos para gerar a possibilidade de engrandecimento das discussões sobre o tema, evitando que possamos fazer mais mal do que bem a alguém com o uso de EAA é o objetivo central deste livro.

Disse Einstein há alguns bons anos atrás: "Triste época! É mais fácil desintegrar um átomo do que um preconceito", porém, de coração, espero que esta leitura, em nosso tempo, traga mais clareza e, assim, que a nossa época possa ser comparativamente mais feliz e com menos preconceito.

Boa leitura!
Forte abraço.
LUCAS

Capítulo 1

Histórico do uso de EAA

O histórico dos EAA, ou da ação de alguma substância potencialmente influenciadora do comportamento e composição corporal, data de mais de seis mil anos, quando fazendeiros observavam que, quando os animais eram castrados, apresentavam uma domesticação mais fácil, bem como um comportamento mais dócil.

A teoria médica dos humores (4 humores: sanguíneo, flegmático, colérico, melancólico), que afirmava que as doenças eram decorrentes dos desbalanços entre estes, foi a principal raiz primitiva da endocrinologia.

No Egito e na Roma Antiga, os povos nessas épocas acreditavam que os testículos e o pênis dos animais que eram mais fortes possuíam poderes curativos. Assim, nos citados e também na Grécia Antiga, extratos de plantas e de testículos de animais eram utilizados por atletas como recursos ergogênicos visando melhor estética e desempenho físico.

Em tempos mais recentes, muitos foram os pesquisadores, de diferentes áreas, que observaram a relação do que hoje temos como o hormônio testosterona em diversas condições de saúde e doença, bem como de desempenho e estética corporal, como segue abaixo:

- **John Hunter (1728-1793):** Cientista escocês, cirurgião geral do exército britânico, promoveu diversas contribuições para o entendimento de mecanismos fisiológicos e fisiopatológicos. Em 1786 realizou o primeiro transplante testicular entre animais, no caso, do galo para a galinha.

- **Arnold Adolph Berthold (1803-1861):** Professor da Universidade de Göttingen, curador do zoológico local. Descreveu observações sobre o impacto da castração e reimplantação de tecido testicular em galos. Os animais castrados perdiam o interesse nas galinhas e o comportamento agressivo típico do macho, além de apresentarem o tamanho da crista reduzida. A reimplantação de tecido testicular ou da administração de extratos testiculares revertia em parte essas alterações observadas, mesmo apesar da denervação (perda da inervação). Assim, descobriu, portanto, uma evidência de uma substância que poderia circular na corrente sanguínea e alterar o comportamento e a aparência. Muito embora fossem descobertas altamente significantes, suas teorias e experimentos não foram aceitas pelos pesquisadores contemporâneos, e assim suas descobertas não foram citadas pelos próximos 50 anos.

- **Charles Eduard Brown-Sequard (1817-1894):** Fisiologista francês, professor da Universidade de Harvard, pesquisador em Anatomia e Fisiologia, tido como um dos fundadores das bases da endocrinologia moderna. Conhecido por suas autoexperimentações, com testículos extraídos de porcos e de cachorros, publicou seus resultados em 1889, documentando melhora da força muscular, da capacidade mental, do aumento do apetite, melhora da constipação e aumento da força do jato urinário. Apesar de não serem claros os motivos dos resultados das autoexperimentações, incentivou outros pesquisadores a investigarem potenciais efeitos curativos em inúmeras doenças. Oferecia amostras de extratos testiculares gratuitas aos médicos para testagem, o que aumentou o risco de inflamações e infecções devido a utilização em maior escala.

- **Oskar Karl Maria Zoth (1864-1933):** Fisiologista austríaco, foi o primeiro pesquisador a propor injetar em atletas substâncias hormonais (descobertas em 1902 como "mensageiros químicos" - melhor descrito mais adiante) através de extratos. Em 1896 teve um estudo publicado descrevendo aumento de força muscular e melhora do aparelho neuromuscular.

- **Fritz Pregl (1869-1939):** Médico e pesquisador, parceiro de Oskar (citado anteriormente). Em conjunto, se autoinjetaram extratos de testosterona de touros, com medidas posteriores de força muscular do dedo médio, analisando curvas de fadiga. Os parceiros, em 1923, foram vencedores do prêmio Nobel de Química.

Em 1902, **William Maddock Bayliss (1860-1927)** e **Ernest Henry Starling (1866-1927)**, ambos fisiologistas ingleses e professores da *University College of London*, em uma palestra no *Royal College of Physicians* utilizaram pela primeira vez o termo "hormônio" (do Grego *ormao*: evocar, excitar), traduzindo a expressão como "mensageiro químico".

Outros pesquisadores como o austríaco **Eugen Steinach (1861-1944)**, o americano **Victor Lepinasse (1878-1923)**, e o franco-russo **Serge Voronoff (1866-1951)** também foram destaque por realizarem experimentos como transplantes, implantes e reimplantes de testículo (ou extrato testicular) em modelos animais e humanos, observando os diversos efeitos dessas substâncias circulantes.

O químico alemão **Adolf Butenandt (1902-1955)** foi o primeiro a isolar um hormônio sexual, o que na época foi marco para a tentativa de entendimento de mecanismos fisiológicos e fisiopatológicos, dando início a uma nova era de pesquisas. Foi isolada, assim, a androsterona (*andro*: macho; : esteroide; *ona*: composto químico cetona), a partir da urina de uma mulher gestante e também de um policial voluntário.

Com o evoluir dos conhecimentos, pesquisadores chegaram a conclusões de que hormônios que eram isolados de testículos (testosterona) eram mais androgênicos do que aqueles que foram isolados da urina (androsterona).

Na prisão de San Quentin (Califórnia - EUA) foi realizado o mais famoso, e talvez mais antiético (na visão atual), experimento de "organoterapia". O pesquisador **Leo Stanley** realizava transplante de testículos de prisioneiros executados para aqueles que apresentavam impotência sexual. Como o suprimento de testículos humanos era limitado, muitas cirurgias foram realizadas com o uso de testículo de animais, visando à melhora clínica da impotência e também ao tratamento de diversas condições de saúde como senilidade, epilepsia e comportamento paranoide.

Chegando nas proximidades dos anos 1930, com o crescimento das grandes companhias farmacêuticas, estas começaram a contratar pesquisadores para isolamento (e assim posterior patente e comercialização) do hormônio testicular.

Karoly David (1935), trabalhando para a Organon (Oss, Holanda), cunhou o termo "testosterona" (*test*: testículo; *ster*: esteroide; *ona*: composto químico cetona). Na mesma época, outro pesquisador da

Organon, **Ernst Laqueur**, conseguiu isolar a testosterona de testículos de touro.

Pesquisadores da empresa alemã (Berlim) Schering (**Butenandt A. e Hanisch G.**) publicaram em um jornal científico alemão um artigo descritivo sobre o "Método para preparo de testosterona a partir do colesterol". Em época conjunta, dois pesquisadores também da Schering (**Ruzicka L. e Wettstein**) publicaram um artigo descritivo na *Helvetica Chimica Acta* sob o título de "Preparação artificial do hormônio testicular testosterona". Em 1939, pelo grande destaque, os dois pesquisadores **Ruzika L.** e **Butenandt A.** foram vencedores do prêmio Nobel de Química.

Quase findados os anos 1930, já era grande o número de experimentos envolvendo seres humanos, nessa época também já haviam sido sintetizados o Propionato de Testosterona e a Metiltestosterona, ambos derivados de testosterona, porém com liberação mais lenta.

Nesse período, ganha destaque o **Dr. Charles D. Kochakian**, que, em opinião pessoal, foi o grande pai moderno dos EAA, valendo a pena descrever um pouco sobre a história desse grande pesquisador.

Nascido em Massachusetts e com ascendência armênia, **Charles Daniel Kochakian (1908-1999)** foi professor de Bioquímica e Fisiologia por mais de 40 anos na Universidade do Alabama (Birmingham), sendo um dos primeiros envolvidos no surgimento da subdisciplina clínica da Endocrinologia. Ficou notadamente conhecido pelo descobrimento das conexões entre o hormônio masculino (testosterona) e a massa muscular, pelo incremento do desenvolvimento dos esteroides anabólicos androgênicos e pela relação de hormônios promotores de crescimento com câncer.

Seu interesse nesse ramo de pesquisa se iniciou cedo e principalmente sobre como as coisas cresciam no corpo humano. Durante sua graduação iniciou estudos sobre compostos orgânicos sintéticos, e isso abriu portas para o posterior doutorado envolvendo proteínas e metabolismo na universidade de Rochester. Encontrou que níveis aumentados de testosterona produziam um anabolismo positivo, aumentando o processo de construção de massa muscular.

Ao mesmo tempo, como já dito, os dois cientistas europeus (Adolf Butenandt e Leopold Ruzicka, ganhadores de posteriores prêmios Nobel) sintetizaram a androsterona a partir do colesterol. Replicando os experimentos europeus, Dr. Kochakian sintetizou pela primeira vez a androstenediona e verificou em aplicação animal o aumento do anabolismo proteico (publicado no *American Journal of Physiology*, 1936).

Assim, o trabalho dos três pesquisadores propiciou o real nascimento dos EAA. Inúmeras pesquisas na área médica foram realizadas para melhoria e tratamento de doenças clínicas diversas, e em especial para reabilitação de sequelas físicas em soldados pós-segunda guerra.

Dentre os muitos benefícios verificados, presenciou o incremento do uso de EAA para desempenho esportivo e estética, e embora não advogasse a favor desse uso, acreditava que poderiam ser úteis/ utilizados em condições controladas.

Ele foi editor do livro *Anabolic Androgenic Steroids*, da coleção *Handbook of Experimental Pharmacology* (n. 43), Spinger-Verlag Berlin Heidelber, New York, 1976.

Na década seguinte, nos anos 1940, o pesquisador **Paul de Kruif** lança seu livro *The Male Hormone* (O hormônio masculino) e neste faz alusão ao uso da testosterona como promotora de melhora de libido, do desempenho atlético, da redução da dor, aumento de apetite e melhora do bem-estar. Assim, a testosterona era proposta também para tratamento de diversas condições relacionadas às mulheres, como menorragia, dismenorreia, cânceres de mama estrogênio dependentes.

Apesar das recentes publicações, médicos ainda eram muito relutantes devido aos efeitos potencialmente virilizantes da testosterona, e haviam relatos de mulheres com grande aumento do desejo sexual e aumento do volume do clitóris. Por esse motivo, a maior parte da testosterona utilizada para alguns tratamentos propostos era provinda do mercado paralelo (não legalizado).

Os anos 1950 foram marcados pela grande expansão do uso, em especial por atletas e praticantes de exercícios, com objetivos estéticos e promotores de desempenho. Data desse período o aumento das academias na costa oeste dos EUA (principalmente na Califórnia) e a expansão do *bodybuilding* (fisiculturismo).

Nessa época após a segunda guerra mundial, as potências orientais, como a Rússia e a Alemanha, frequentemente apresentavam atletas que se utilizavam da testosterona como recurso ergogênico. Não distante, em breve período, atletas americanos, acompanhados pelo **Dr. John Ziegler**, para manter a equiparidade competitiva em jogos olímpicos, passaram também a utilizar dessa substância, assim como descrito anteriormente em diversos estudos com relatos históricos. Em 1958, o FDA aprova e legaliza o uso da metandrostenolona, mais conhecida como Dianabol, que reinou por grande período como droga de escolha para fins estéticos e esportivos.

Como destaque nos anos 60, **Paul Niehans**, em seu livro *Introduction to Cellular Therapy* (*Introdução à terapia celular*), deu bastante destaque ao processo de secreção hormonal testicular (testosterona). Realizou inúmeros tratamentos em pessoas muito influentes na época, com aplicações de células testiculares, pois acreditava que esse procedimento aumentava a secreção de testosterona.

Na década de 1970, devido ao grande uso por atletas de diferentes modalidades com o objetivo de melhora do desempenho (ciclismo, natação, atletismo, vôlei, etc.), especificamente em 1974, o COI (Comitê Olímpico Internacional) baniu o uso de testosterona e derivados.

Dos anos 1970 aos anos 1990, ao mesmo tempo em que houve um crescente uso para fins de estética e desempenho, também houve a realização de muitas pesquisas para a compreensão de mecanismos de ação, efeitos clínicos terapêuticos e o desenvolvimento de diversas formas mais anabólicas ou androgênicas da testosterona (em formas para administração oral, injetável e transdérmica).

Nos anos 1990, com a votação no congresso americano do *Anabolic Steroid Control Act* (do *Controlled Substance Act* – 1990), os EAA passaram à categoria III de substâncias controladas. Houve também o controle da testosterona e seus derivados (bem como alguns outros fármacos) que promovessem o crescimento muscular (exceto estrógenos, progestágenos e corticoesteroides). Em 1994, uma emenda feita ao *Anabolic Steroid Control Act* coloca como "crime federal a possessão de drogas controladas sem a prescrição médica adequada".

Assim, muitas empresas deixaram de fabricar os EAA, ainda mais somado ao fato de que o FDA (*US Food and Drug Administration*) suspendeu diversas indicações clínicas que haviam sido previamente aprovadas, e para nova aprovação de indicação clínica seria necessário realizar novamente os estudos e pesquisas (de alto custo) comprobatórios de segurança e eficácia.

Com isso, e facilitado pelo acesso à internet, houve uma grande explosão do mercado paralelo de EAA, com aumento da comercialização de drogas (autênticas e falsificadas). Atualmente o mercado paralelo, e assim o comércio ilegal de EAA, é muitas vezes maior que o mercado lícito (com prescrição médica adequada e compra em locais autorizados).

Considerações finais

A contar da data atual, a história de desenvolvimento da testosterona e dos EAA se deu ao longo de mais de 80 anos, e assim muitos outros nomes e fatos também importantes fizeram parte desse processo. Para objetivos desse capítulo, seguiu um breve resumo geral, para conhecimento do leitor, e baseado em artigos científicos históricos previamente publicados.

Referências

Dotson JL, Brown RT. The history of development of anabolic-androgenic steroids. Pediatr Clin North Amer. 2007;S4:761-769.

Freeman ER, Bloom DA, McGuire EJ. A brief history of testosterone. J Urol. 2001;165(2):371–3.

Hoberman JM, Yesalis CE. The history of synthetic testosterone. Sci Am. 1995;272:76-81.

Nieschlag E. The history of testosterone. Endocrine. 2005;10:S2.

Capítulo 2

Epidemiologia mundial e brasileira do uso de EAA

Mundial

Após o conhecimento sobre os potenciais benefícios dos EAA sobre o incremento de massa muscular e promoção da melhor estética corporal, em especial entre jovens e saudáveis, houve um espalhamento do uso em diversas partes do mundo.

Na abordagem desse tema, muitos estudos já foram publicados, no entanto, um grande estudo de revisão sistemática englobando muitos desses estudos, de MPhill e colaboradores, que utilizaram técnicas de meta-análise e meta-regressão, foi publicado no Annals of Epidemiology, em 2004.

Como introdução os autores destacaram a ainda pouca documentação, e assim conhecimento, da prevalência do uso e sua distribuição geográfica, pois a maior parte dos estudos até então publicados ficaram restritos aos EUA, Canadá, Brasil e alguns países europeus.

Assim, para busca de possíveis fatores que poderiam contribuir para o aumento ou redução da prevalência de uso, foi conduzido esse estudo, de meta-análise, sobre a prevalência global de uso de EAA ao longo da vida.

Os autores foram bastante cuidadosos com a boa metodologia do estudo, em especial o cuidado no mapeamento sobre fatores possivelmente preditores, como o tipo de amostragem, o método de seleção dessas amostras, gênero, idade, região (continente/países) e o tipo de avaliação realizada sobre o uso (entrevista/questionário). Ainda foram pesquisados artigos publicados de 1970-2013 em diferentes bases de dados científicos (PsycINFO, *MedLIne*, ISI *Web of Science*, *Schoolar*

Google), seguindo as diretrizes do PRISMA (*Preferred Reporting Items for Systematic Reviews*) e do MOOSE (*Meta Analysis of Observational Studies in Epidemiology*).

Como resultados, foram identificados 187 artigos, e entre 16 destes foram ainda encontradas mais 84 referências relevantes com dados originais da prevalência de EAA, totalizando assim a inclusão de 271 estudos.

Com relação ao gênero, a prevalência de uso foi estatisticamente maior em homens (6,4%) e menor em mulheres (1,6%), sendo a prevalência na avaliação da população geral de 3,3%.

A prevalência global (transregional) foi de 6,0% em média, porém a prevalência regional variou bastante, sendo maior no Oriente Médio (21,7%); e decrescente na América do Sul (4,8%), Europa (3,8%), América do Norte (3,0%), Oceania (2,6%), África (2,4%) e Ásia (0,2%). Segundo os autores, na discussão sobre os dados apresentados, América Latina e Oriente Médio apresentavam maior prevalência devido a mais estudos incluídos com atletas e praticantes recreacionais (maior uso de EAA). Ainda, Europa, América do Norte e Oceania, apresentam culturalmente a muscularidade como conceito de masculinidade, e, talvez por isso, as prevalências dos citados foram maiores que na África e Ásia.

No aspecto de quem são os usuários, ou seja, o tipo de amostra, a maior prevalência foi de praticantes recreacionais de exercícios (18,4%), seguidos de atletas (13,4%), presidiários e detidos (12,4%), usuários de drogas (8%), universitários (2,3), sedentários (1,0%). Esse resultado, segundo os autores, está em concordância com a literatura científica, uma vez que há um aumento do risco para uso de 91% quando da participação em, pelo menos, um esporte. Ainda, presidiários e usuários de drogas, somados, apresentam a maior taxa de uso e também de polifarmácia (uso concomitante de múltiplas drogas).

Quanto à avaliação da prevalência global em todas as idades, a taxa foi de 4,6%, com 2,5% em menores de 19 anos e 1,9% em maiores de 19 anos. Esses dados foram discordantes da literatura mundial, porém poderiam ser explicados por um efeito coorte, ou seja, a maior parte dos estudos transversais (apenas uma avaliação no tempo) avaliou pessoas quando já eram mais velhas (apesar de terem iniciado em idades mais jovens).

A depender de como o estudo avaliou o uso ou não uso de EAA, os dados podem variar bastante. Na presente revisão, 11,1% foi a prevalência de uso, quando entrevista presencial foi realizada, seguido de 3,0%, quando através de questionários. Isso é explicado facilmente devido a não randomização da amostra (amostra estratificada, ou aleatória na população), com predomínio de entrevistas em atletas (clubes), praticantes recreacionais (academias), presidiários e usuários de drogas (presídios, hospitais terciários e clínicas de reabilitação).

Quando o estudo avaliado obteve os dados de prevalência do uso, o tipo de seleção da amostra teve uma grande influência, de modo que, quando ela foi randômica (selecionada de forma estratificada ou aleatória), apresentou menor prevalência (2,4%) quando comparada ao método não randômico (selecionada por conveniência do pesquisador e, no caso, em geral, envolvendo mais atletas, praticantes recreacionais, usuários de drogas e presidiários).

Como os trabalhos coletados para inclusão nessa revisão foram em intervalo de tempo bastante grande (de 1970 a 2013), os autores avaliaram também a prevalência segundo o ano de publicação do estudo. Como resultados obtiveram 9,2% de 1970-79 (maior prevalência devido ao fato de que dois de três estudos incluídos foram com atletas de elite - maior uso). A segunda maior prevalência foi de 1980-89 (7,8%), alta também devido a alguns fatores como: 1) expansão de uso além da comunidade atlética (praticantes recreativos); 2) aparecimento do mercado paralelo de comercialização de EAA e facilidade de acesso a instruções de uso; 3) pouca fiscalização e EAA não eram medicamentos controlados.

Nos anos de 1990-99 houve uma grande queda de prevalência, atingindo a mais baixa entre todos os períodos avaliados (2,9%), e isso foi por causa da criação de legislação nos EUA (*Anabolic Steroid Control Act* - 1991) e em outros países, bem como o aumento de fiscalização de uso. Após o ano 2000 houve um crescimento da prevalência para 3,2%, devido ao aumento da procura pela utilização de EAA com fins não terapêuticos, juntamente à facilidade de comercialização viabilizada pela expansão da internet.

Assim, após análise por determinadas técnicas estatísticas (meta-regressão), os autores observaram que, nos 271 estudos sobre prevalência de uso de EAA quanto maior era a população de atletas selecionados, em especial pelo modo de verificação de uso sendo feito via entrevistas presenciais, seleção de amostras não randômicas (por conveniência e não aleatória), bem como quanto maior fosse a presença do gênero masculino, maiores eram as prevalências observadas.

Apesar de esse estudo ser um dos maiores já realizados até então, e que se utilizou de adequadas técnicas estatísticas, os dados observados podem ser, infelizmente, super ou subestimados. Isso se deve ao fato de que os questionários frequentemente utilizam o termo "esteroides", e estes podem ser medicamentos outros que não os EAA (ex. corticosteroides, comumente utilizados para tratamento de dor e inflamação).

Outro viés importante nesse tipo de estudo utilizando questionários é o chamado "viés de memória", ou seja, como o estudo foi sobre uso ao longo da vida, respostas inadequadas (ex. esquecimento) podem estar presentes.

Por fim, apesar de breves limitações, esse estudo pode servir como ponto de partida para elaboração de políticas públicas de saúde, bem como para gerar maior conhecimento de possíveis preditores de prevalências mais altas em estudos já publicados que abordam o tema da utilização dos EAA, facilitando a compreensão por parte dos profissionais de saúde que atendem usuários de EAA.

Brasil

No mesmo sentido que o mapeamento do uso de EAA pelo mundo, um também excelente estudo de revisão sistemática foi realizado por Abrahin e colaboradores, publicado em 2014 na revista científica *Substance Use & Misuse*. Segundo os autores observaram, poucos estudos até então haviam sido publicados avaliando os aspectos epidemiológicos do uso de EAA no Brasil, em especial em praticantes recreativos, sendo este, portanto, o objetivo principal do estudo.

Selecionaram quatro grandes fontes de pesquisas de artigos científicos (*MedLine, Science Direct, Scielo e LILACS*) e procuraram artigos sobre a prevalência de uso de EAA no período de 1990-2013, que continham pelo menos cem indivíduos na amostra, e que não eram atletas de elite.

Como resultados, os autores incluíram para a análise 14 artigos que estavam disponíveis eletronicamente, documentando uma grande variação de prevalência de uso (2,1%-31,6%). Tamanha variação pode se dever a diferentes fatores como: 1) Local do estudo: escolas, universidades, academias são, em geral, locais de maior concentração de pessoas praticantes de musculação para fins estéticos, e assim maior a chance de maior amostra com uso; 2) Estado do Estudo: as regiões Sul e Sudeste apresentaram as maiores prevalências nos estudos, de um modo geral, ficando a dúvida sobre se dever apenas ao fato de mais estudos provindos dessa região serem incluídos, ou se a população desses locais apresentam de fato maior prevalência de uso.

Na discussão dos resultados, chamou a atenção dos autores a alta prevalência entre profissionais de Educação Física, em especial de estudantes, tido como fator preocupante, uma vez que estes estariam mais diretamente relacionados com alunos (praticantes recreativos), e, assim, potencialmente teriam uma opinião profissional influenciadora sobre o uso.

Como observado pelos autores, o estudo incluiu apenas quatro bases de dados científicos, com não inclusão de alguns estudos encontrados pelo fato de algumas revistas serem privadas com acesso restrito.

Considerações finais

O conhecimento sobre prevalência do uso de EAA se faz necessário, para adequadamente mapear a população em uso, os fatores que levam ao uso e abuso, as fontes de aquisição de drogas e o acompanhamento em saúde, assim, um maior controle e fiscalização pode ser instituído por políticas públicas, bem como incrementa o conhecimento de profissionais que lidam com esse polêmico tema. Muitos fatores de confusão nos estudos apresentados podem influenciar nos valores reais de prevalência, e é de suma importância levá-los em consideração quando da análise de estudos científicos sobre uso de EAA. Por fim, como claramente observado neste capítulo, há muito melhor documentação de prevalência de uso em outros países quando comparados ao Brasil.

Referências

Costa-Abrahin OS, de Sousa EC, Santos AM. Prevalence of the use of Anabolic Androgenic Steroids in Brazil: A systematic review. Substance use & Misuse. 2014;(49):1156-1162.

MPhil DS, Molde H, Andreassen CS. The global epidemiology of anabolic-androgenic steroid use: a meta analysis and meta regression analysis. Annals Of Epidemiology. 2004;(24):383-398.

Capítulo 3

Mecanismos de Ação da Testosterona e EAA

A testosterona é o principal hormônio andrógeno circulante, secretada através das células testiculares de Leydig e é responsável pela função e crescimento do trato genital, pela diferenciação sexual masculina e pela potência sexual.

Chamamos o mecanismo de ação da testosterona no organismo masculino de "mecanismo de *feedback* negativo" (**figura 3.1**). Centros cerebrais superiores promovem estímulos para que o hipotálamo secrete GnRH (do inglês: *Gonadotrophin Releasing Hormone*; em português: Hormônio Liberador de Gonadotrofina), estimulando a glândula hipófise a secretar suas gonadotrofinas (o LH, hormônio luteinizante; e o FSH, hormônio folículo estimulante). O LH atuará nas células testiculares de Leydig que promovem a secreção de testosterona, liberando-a para a circulação sanguínea.

Figura 3.1: Mecanismo endócrino de *feedback* negativo da Testosterona.

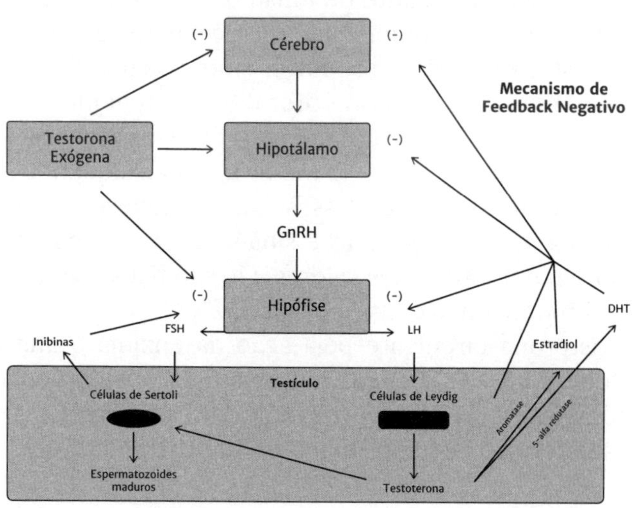

Dessa forma, e a grosso modo, temos que uma vez que a concentração de testosterona se eleva, o próprio organismo identifica isso, e assim atua promovendo a redução ou inibição da secreção de diferentes substâncias que culminariam com o a produção de testosterona. Por outro lado, quando as concentrações desta estão baixas, o organismo também possui mecanismos para que possa ocorrer a secreção de diferentes substâncias que culminariam com o aumento da produção da testosterona.

Quando um EAA é administrado de forma exógena, independentemente da finalidade, ocorre um processo similar ao que ocorreria fisiologicamente quando a concentração de testosterona está alta, ou seja, estímulos inibitórios para que se reduza a produção endógena de testosterona. Se essa concentração é mantida (pela administração constante exógena de um EAA) alta, ocorre o que chamamos "inibição do eixo hipotálamo – hipófise – gonadal", e esta pode permanecer sem estímulo para funcionamento ("eixo inibido"), a depender do tempo em que a concentração de testosterona circulante se mantiver elevada.

Na circulação, a testosterona apresenta-se na forma não ligada (livre para ação) em 1-2%, sendo 34% ligada fracamente à albumina (maior carreador sanguíneo), e a maioria (65%) ligada fortemente à glicoproteína hepática SHBG (do inglês: *Sex Hormone Binding Globulin*; em português: proteína ligadora de hormônios sexuais). Assim, fatores que possam elevar a concentração de SHBG (ex. anticoncepcionais orais) podem reduzir a fração livre de testosterona (livre + fração ligada à albumina, aproximadamente 40%), deixando uma fração maior ligada ao SHBG. Mesmo diante de uma concentração normal de testosterona total, a biodisponibilidade (por estar fortemente ligada ao SHBG) pode estar reduzida, e promover sintomas no paciente.

Segundo Anawalt e colaboradores (2012), em homens, a concentração sérica total de testosterona encontrar-se-ia em nível normal quando acima de 346 ng/dl (ou 12 nmol/L), e baixa quando abaixo de 231 ng/dl (ou 8 nmol/L). Entre esses valores, caberia ao profissional que acompanha mapear sintomas e sinais característicos de hipoandrogenismo. No entanto, esses valores não são fixos e já foram discutidos anteriormente em outras publicações.

A testosterona circulante pela ação da enzima 5-alfa redutase pode ser convertida em DHT (di-hidrotestosterona), ou pela ação da enzima aromatase pode ser convertida em estradiol. Os três compostos (testosterona, di-hidrotestosterona, estradiol), uma vez que aumentam em demasia as suas concentrações circulantes, podem atuar como fatores inibidores (cerebrais, hipotalâmicos e hipofisários) da secreção de GnRH e LH, podendo, assim, reduzir a concentração da testosterona e, consequentemente, da di-hidrotestosterona e do estradiol circulantes.

Existem dois tipos principais da enzima 5-alfa redutase: a TIPO 1, presente na pele não genital e no fígado, e a TIPO 2, presente na pele genital, próstata, tecidos urogenitais. A conversão da testosterona para di-hidrotestosterona se dá de forma irreversível, e a força de ligação ao receptor androgênico é muito mais forte que a da própria testosterona.

Receptor androgênico + DHT >>> Testosterona + receptor androgênico

Por falar em receptor androgênico, este pertence à superfamília dos receptores nucleares, é um fator de transcrição ligante dependente, codificado por gene do braço longo do cromossomo X. Apresenta 917 aminoácidos conectados, uma massa molecular de 110 kDA, e no carbono terminal com 2 diferentes domínios de ligação (com DNA, com androgênio) e um domínio de ativação (transcricional).

Na **figura 3.2** é apresentada uma sequência de eventos relacionados ao mecanismo de ação da testosterona e interação com o receptor androgênico, e seguem listadas abaixo.

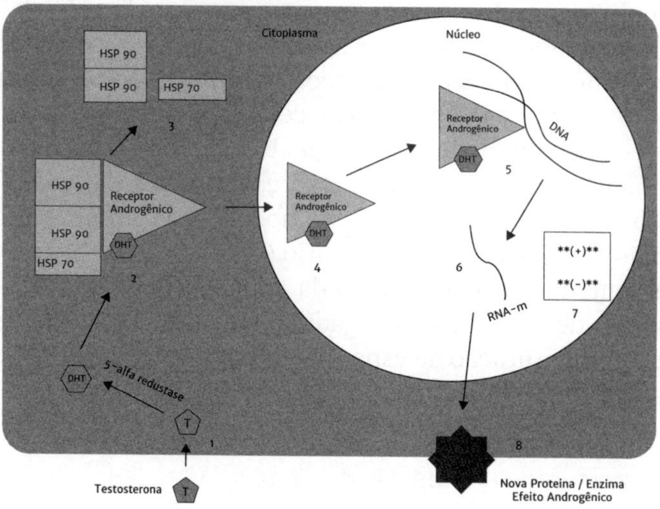

1. Testosterona entra na célula por difusão passiva;
2. Liga-se ao receptor acoplado a HSP (*Heat Shock Protein*);
3. Libera a HSP, e ocorre a dimerização do receptor androgênico;
4. Complexo hormônio-receptor adentra ao núcleo celular;
5. Ligação do complexo hormônio-receptor ao DNA celular;
6. Transcrição de genes andrógenos sensíveis
7. Modulação da atividade por fatores co-ativadores ou correpressores;
8. Formação de nova proteína / enzima (ação androgênica)

A enzima aromatase, já citada, faz parte do complexo enzimático P450 e é também conhecida como "estrogênio sintase". Como ação, converte (principalmente no fígado e no tecido adiposo) andrógenos C-19 em estrógenos C-18 (30 mcg de estradiol por dia), e seus efeitos são mediados segundo a ligação com receptores estrogênicos alfa e beta.

Em resumo, a testosterona pode ser metabolizada em metabólitos ativos e inativos. Dos ativos, citamos o estradiol e a di-hidrotestosterona (via aromatase e 5-alfa redutase, respectivamente), que exercerão suas ações potenciais ligando-se a receptores específicos. A di-hidrotestosterona é posteriormente metabolizada em androsterona, androstenediona e androstenediol, e esses compostos sofrem posteriormente processos de glucorunidação e sulfatação para serem excretados do organismo por via renal – urinária. Outra enzima, a 17-beta-hidroxi-desidrogenase, promove a metabolização da testosterona em metabólitos inativos, a andorsterona e a etiocolanona.

Como dito acima, a hipófise secreta também o FSH (gonadotrofina), que atua em uma população de células diferentes nos testículos, as células de Sertoli, onde ocorre a maturação dos espermatozoides. Quando há aumento da concentração espermática (ou dos níveis de testosterona), ocorre a secreção de inibinas, que promovem inibição da secreção do FSH ao nível hipofisário (**figura 3.1**). Por esse mecanismo é que entende-se que quando da administração de testosterona exógena feita de maneira prolongada, pode haver comprometimento da produção e maturação de espermatozoides, influenciando assim na capacidade fértil do homem.

Referências

Anawalt BD, et al. Performance of total testosterone measurement to predict free testosterone for the biochemical evaluation of male hypogonadism. J Urol. 2012 Apr;187(4):1369-73.

Martits AM, et al. Late Onset Hypogonadism or ADAM: diagnosis. Rev Assoc Med Bras. 2014,60(4):286-294.

Srinivas-Shankar U, et al. Drug insight: testosterone preparations. Nat Clin Pract Urol. 2006 Dec;3(12):653-65.

Capítulo 4

Conceitos básicos sobre os ciclos de EAA

Durante o passar dos anos, desde a década de 30, a medicina aliada à indústria farmacêutica se empenharam em desenvolver EAA que fossem mais anabólicos, menos androgênicos, menos hepatotóxicos, ou seja, para fins clínicos, fármacos mais seguros. Assim, os diferentes EAA com suas características específicas puderam ser melhor prescritos para fins específicos (anabolismo e anti-catabolismo, virilização, desempenho sexual), em populações específicas (homens, mulheres, idosos, crianças).

Um "ciclo", como a própria definição da palavra nos sugere, seria um período de tempo com começo, meio e fim. No caso do uso não terapêutico, refere-se a um período determinado de uso de EAA (em geral entre 4-16 semanas), visando ganhos estéticos ou melhoria da *performance* esportiva. Esse tempo vem também embasado no da maioria dos estudos clínicos publicados na literatura científica, que se utilizaram de 4-16 semanas para avaliação pré e pós de alguma condição específica de saúde. No entanto, essa utilização, fora indicações clínicas já estabelecidas, não é permitida pelas entidades esportivas e, pelo momento, não há a recomendação de uso, em casos de não haver deficiência hormonal (e outras indicações clínicas), como veremos mais adiante nos posicionamentos das entidades.

Tanto em esportes de alto rendimento quanto no fisiculturismo, grande parte das informações sobre o modo de uso vem do empirismo, baseado em relatos de experiências pessoais e, como esses usuários não têm por hábito o acompanhamento clínico (médico) regular, a adequada visão sobre a efetividade das intervenções, bem como a avaliação do estado de saúde geral (segurança do uso) fica bastante comprometida.

Nas utilizações "não clássicas" existe uma grande variedade de usos, de fins (objetivos) e de protocolos, e alguns EAA (e protocolos utilizados) acabam obviamente sendo mais efetivos e/ou seguros do que outros. Segundo a evidência empírica, quase sempre baseada nos conhecimentos sobre farmacologia, existem vantagens e desvantagens de cada EAA, da combinação de tipos específicos, assim como variações do tipo de ganho (de desempenho e estético) em qualidade e quantidade.

Exemplificando, EAA ditos mais estrogênicos, ou seja, que acabam convertendo mais testosterona em estradiol, promovem grandes ganhos em peso e volume corporal, mas também aumentam a retenção hídrica, piorando a definição corporal. Nos esportes em que o volume corporal ou o peso são fatores associados ao desempenho, em geral, esse tipo de EAA é mais utilizado.

Com relação aos EAA menos estrogênicos, em geral são utilizados quando não necessariamente existe o desejo ou necessidade de ganho de peso e volume corporal, mas, sim, o ganho qualitativo (chamado de "ganho seco" entre fisiculturistas e atletas). Esportes em que a força muscular, bem como a muscularidade, são fatores associados ao desempenho e resultado, é mais frequente a escolha desse tipo de EAA.

Segundo algumas literaturas empíricas sobre o tema (e diga-se de passagem, a maioria delas é de origem estrangeira, em especial publicações em inglês), dois são os objetivos principais pretendidos quando se pensa especialmente no uso estético dos EAA:

1) Ganho de volume corporal, aumento de massa corporal (chamado "bulking").

- *Drogas comumente utilizadas:* Metandrostenolona (Dianabol - oral); Oximetolona (Hemogenin - oral); Testosterona (Cipionato, Enentato, Propionato - injetáveis).

2) Aumento da muscularidade aparente, melhora da definição corporal (chamado também "cutting").

- *Drogas comumente utilizadas:* Undecilato de Boldenona (Equipoise - injetável); Enantato de Metenolona (Primobolan - injetável); Decanoato de Nandrolona (Deca-Durabolin - injetável); Oxandrolona (Anavar - oral); Estanozolol (Winstrol - oral e injetável).

Como as evidências são empíricas, e muitas vezes baseadas em relatos de experiências pessoais ou informações de amigos e colegas que utilizaram, as drogas podem variar segundo o objetivo, ou seja, alguns enquadram determinadas drogas como excelentes para o *bulking*, enquanto outros as classificam como sendo drogas de *cutting*. Essa informação, já por ser empírica e por ser baseada, por exemplo, em livros de países onde o perfil de drogas que circulam é diferente do que as que circulam em nossa realidade no Brasil, acaba por vezes sendo confusa e/ou contraditória.

Indivíduos iniciantes tendem (ou pelo menos deveriam) a escolher ciclos de EAA utilizando uma única droga, e em geral a escolha fica por conta de drogas orais em vez das injetáveis, em especial pela conveniência de uso. Assim, por exemplo, é relatado o uso do Dianabol (Metandrostenolona) como droga isolada de escolha para ganho de volume/massa, enquanto que o Winstrol (Estanozolol) e o Anavar (Oxandrolona) são drogas mais comumente escolhidas para objetivos de definição corporal e muscularidade mais aparente.

Não só em um dos objetivos citados (*bulking, cutting*) é feita a escolha do tipo de EAA a ser utilizado, muitas vezes a escolha se baseia no medo, ou seja, no tipo de efeito potencialmente adverso que se pretende evitar com o uso. Por exemplo, fármacos orais em geral promovem maior impacto no sistema cardiovascular (piora do perfil lipídico por exemplo), e maior hepatotoxicidade (pelo chamado "efeito de primeira passagem" na metabolização da droga), o que pode tender a escolha por fármacos injetáveis.

Os que são mais preocupados com efeitos cosméticos associados ao estrogênio (ex. ginecomastia, retenção hídrica) tendem a escolha para drogas menos estrogênicas (Metenolona, Estanozolol, Oxandrolona), enquanto que os mais preocupados com a potencial queda de cabelo tendem a escolher drogas menos androgênicas (que promovem maior aumento de DHT, que se liga aos receptores locados no couro cabeludo), como a Nandrolona, a Metenolona e a Oxandrolona. Veremos melhor o perfil de drogas mais adiante neste livro.

A partir da própria lógica, podemos facilmente observar que a concentração total de testosterona sérica possui uma curva em "U", ou seja, conforme a concentração vai caindo, vai amentando a chance de perda de massa muscular, da capacidade anabólica, bem como os sintomas clínicos referentes à baixa hormonal (libido, ereção, fadiga, raciocínio, etc.). Por outro lado, conforme vai aumentando a concentração sérica, maior é a capacidade anabólica, de ganho de massa muscular e também maior a chance e frequência de efeitos adversos (androgênicos e estrogênicos) (**figura 4.1**).

Figura 4.1: Curva em "U" da concentração de testosterona relacionada ao aparecimento de sintomas clínicos e efeitos adversos, perda ou ganho de massa muscular.

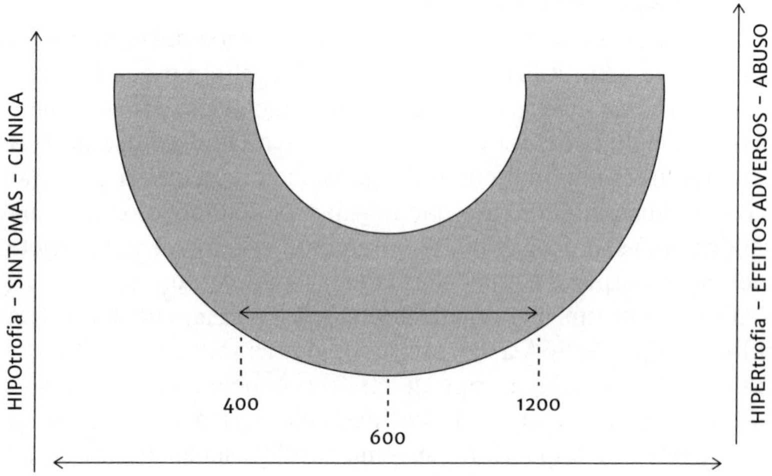

Em se tratando de iniciantes, onde previamente nunca se avaliou a própria resposta aos fármacos a serem utilizados, uma ideia não sábia seria iniciar um primeiro ciclo já com altas dosagens (não que isso não aconteça com frequência na prática). Outra ideia que segue pela mesma linha é querer aumentar a dose quando a progressão dos ganhos começa a diminuir, pois isso termina em apenas aumentar o risco de efeitos adversos (o correto seria rever a estratégia completa, de treino, dieta, descanso e o que está utilizando).

Iniciantes, em geral, possuem expectativas irreais de ganhos e acabam acreditando que ganhos de 10 kg em 10-12 semanas serão completamente e facilmente mantidos após o término do ciclo. Ganhos menores, mais qualitativos do que quantitativos tendem a permanecer mais, e por assim dizer, em vez de se utilizar de grandes quantidades em um curto espaço de tempo, mais aconselhável e interessante seria utilizar de doses não tão agressivas, por períodos intermitentes (uso e parada de uso) por um período maior de tempo (alguns anos por exemplo). A construção corporal, com simetria, proporcionalidade, volume e definição, como visto em fisiculturistas, se constrói ao longo de muitos anos de treino forte e dieta regrada, e não somente com fármacos, pois se fosse assim, em todas as esquinas veríamos indivíduos "gigantes" (e, fato, não é o que acontece).

Outro olhar para não se iniciar com dosagens altas de EAA seria a "titulação", ou seja, o mapeamento individual da menor dose ou concentração de testosterona, que seria potencialmente já efetiva para promover os ganhos objetivados.

Para facilitar a compreensão do que dissemos, seguem duas figuras que foram baseadas no livro *Anabolics* (William Llewellyn) e apresentam dados quanto a dosagem e aumento de peso, e quanto a duração do ciclo e aumento de peso **(figuras 4.2 e 4.3).**

Figura 4.2: EAA tendem a ser mais efetivos em doses moderadamente supraterapêuticas. O benefício anabólico diminui em relação à quantidade de droga utilizada nos extremos de doses (muito altas, muito baixas).

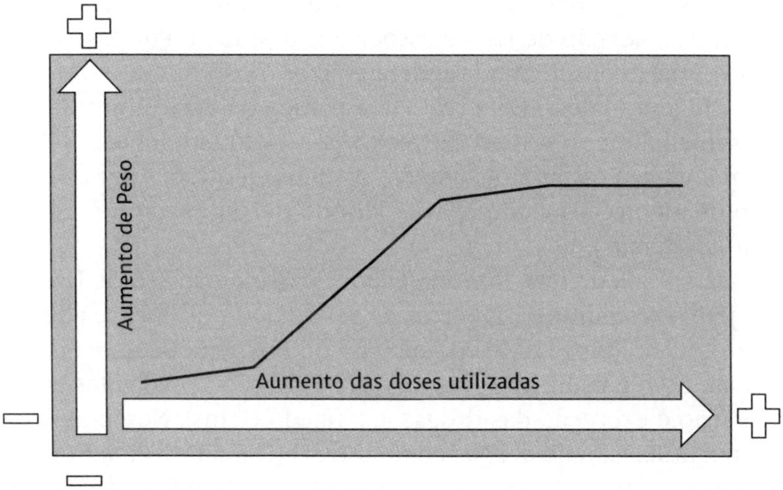

Figura 4.3: EAA tendem a ser mais efetivos em determinada dosagem por aproximadamente 6-8 semanas. Após isso, a taxa de ganhos se reduz e logo em seguida usualmente atinge um platô.

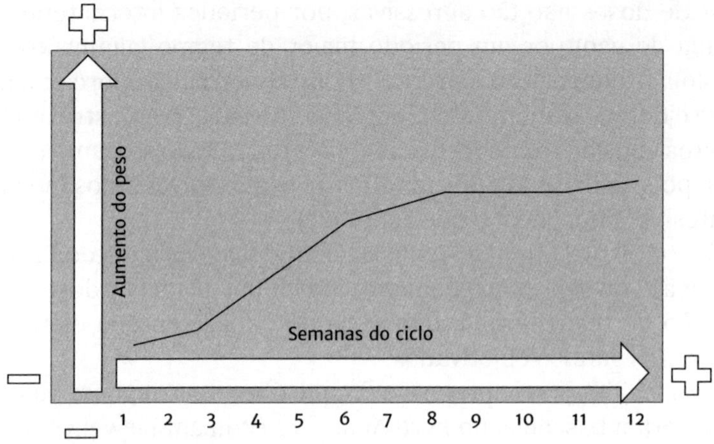

Como observado, ganhos de peso tendem a ter um certo volume de progressão, que independe se a dosagem for aumentada continuadamente, ou se o tempo de uso for continuado indeterminadamente. Assim, aumento das dosagens ou aumento do tempo de uso como certeza de maiores e melhores resultados é uma ideia a ser descartada.

Em 6-8 semanas com doses menos agressivas é certamente menor o risco de complicações, não que isso seja alguma recomendação ou potencial isenção de riscos associados à prática. Por esse motivo, usuários "mais conscientes" tendem a fazer o uso durante um período, o ciclo (em inglês: "ON *cycle*"), e a parada de uso durante um período semelhante ao tempo de uso, o pós-ciclo (em inglês: "OFF *cycle*"; em inglês, o termo utilizado em estudos científicos para a parada de uso de algum fármaco por um período determinado de tempo se chama "*wash out*").

Essa parada de uso, fazendo ciclos de uso e não uso de EAA, tem por objetivo restaurar parâmetros de saúde potencialmente alterados durante o ciclo (perfil lipídico, inibição do eixo hipotálamo-hipófise-gonadal, etc.) e reduzir a sobrecarga dos órgãos envolvidos na metabolização e excreção das drogas (ex. fígado e rins). Nesse período é comum a utilização de drogas como o HCG (Gonadotrofina Coriônica Humana), Citrato de Clomifeno e Tamoxifeno (Moduladores Seletivos do Receptor Androgênico, do inglês: "SARM" – *Selective Androgen Receptor Modulator*) objetivando a restauração da produção endógena natural de testosterona, evitando, assim, a atrofia dos mecanismos de produção do testículo e da produção de espermatozoides. Veremos essas drogas com mais detalhes em outro capítulo.

Como nem todos seguem pensamentos mais conservadores ou mais lógicos, muitos usuários, pensando em ganhos lineares continuados, não conseguem fazer esse período de "abstinência" e acabam optando pelo uso contínuo, o chamado "*blast and cruise*" (sendo que o *blast* seria o ciclo, a maior dose, e o *cruise* a menor dose, a conduta de cruzeiro até um próximo *blast*). Seria o utilizar de altas dosagens por um período e aliviá-las por um tempo. O problema dessa conduta é que temos um uso contínuo de um fármaco que, independentemente se alta ou a chamada "baixa" dosagem (nos intervalos, ou seja, no *cruise*), sempre ficam com concentrações sanguíneas com níveis suprafisiológicos indeterminadamente, e como visto na curva em "U" da testosterona, isso manteria o indivíduo sob um risco aumentado por todo o tempo. Veremos mais sobre esse tipo de conduta mais adiante neste livro.

Usuários mais experientes, ou seja, quem já fizeram diversos ciclos e ao longo de alguns anos, em geral tendem a não escolher uma única droga, fazendo assim uma combinação delas, chamado "*stacking*". Os objetivos dessa prática são: 1) a tentativa de quebra de homeostase de ganhos quando se utiliza uma única droga; 2) poder utilizar doses maiores (combinadas), sem atingir a dose máxima de cada EAA individualmente; e 3) evitar efeitos adversos androgênicos e estrogênicos combinando EAA mais ou menos anabólicos e mais ou menos androgênicos.

O *stacking* não é uma ideia nova, tendo sido popularizado na década de 1960, época em que não havia ainda com boa disponibilidade as drogas antiestrogênicas. Isso permitia o uso de dosagens totais de EAA mais altas do que seria tolerado com uma única droga, sem ter efeitos adversos (ex. ginecomastia).

A evidência empírica aponta para que haja vantagens da utilização de combinados de drogas em vez da utilização de um único EAA, mesmo em doses equiparadas. Assim, apesar de o mecanismo não ser totalmente compreendido (possível sinergia farmacológica, estímulo androgênico/estrogênico ao Sistema Nervoso Central), um "efeito aditivo" é quase sempre relatado.

No entanto, atualmente, com a disponibilidade de drogas antiestrogênicas (ex. Tamoxifeno), o uso de EAA único tornou-se mais viável (em comparação às décadas passadas), e efeitos adversos, como retenção hídrica e ginecomastia, foram minimizados. Assim, o *stacking*, apesar de não mais ser uma prática mandatória, ainda é muito comum no fisiculturismo. Se fôssemos avaliar utilizando os raciocínios acima, para a maior parte, um uso periódico de EAA único seria suficiente para ganho e/ou manutenção de força e/ou massa muscular.

Referências

Clapp B. Anabolic Steroids: ultimate research guide (1 vol.). Anabolic Information LLL, 2005.

Complete Steroid Handbook, 1st ed., 2004. Disponível em: <www.hardcorebodybuildingontheweb.com>. Acesso em: 14 fev 2018.

Guimarães WM. Musculação anabolismo total. 9 ed. Editora Phorte, 2000.

Guimarães WM. Guerra Metabólica – Manual de Sobrevivência. 2 ed. Editora Phorte, 2005.

Guimarães WM. Musculação Além do Anabolismo. 2 ed. Editora Phorte, 2003.

Llewellyn W. Anabolics. 11th ed., Molecular Nutrition, 2017.

Capítulo 5

Os diferentes tipos de EAA

Neste capítulo abordaremos conceitos gerais sobre os diferentes tipos de EAA, e apesar de nem todos os que serão descritos estarem na realidade no mercado lícito (provindos da indústria farmacêutica e vendidos em farmácias legalizadas e/ou distribuidoras de medicamentos controlados), são facilmente encontrados no mercado paralelo, sendo então importante para o leitor (profissional ou leigo) tomar contato com esses agentes farmacológicos. Vale ressaltar que as informações que seguirão são provenientes de fontes não somente científicas (artigos publicados em bases de dados científicos), tendo sido extraídas em sua maioria de livros-texto e *sites* relacionados aos EAA e Fisiculturismo, e que serão listados nas referências deste capítulo.

Por questões apenas didáticas, vamos dividir este capítulo em EAA orais e EAA injetáveis, e a breve descrição das principais características de cada um como descritos nas fontes empíricas (ver referências no fim do capítulo, e com grande parte tendo sido baseada em informações com e sem referências científicas do *site* **www.anabolic.org** – fonte também de informação em que se basearam alguns livros citados), segue abaixo.

EAA Orais

1) Oximetolona

Conhecido com nomes comerciais de HEMOGENIN, ANADROL 50, ANDROYD e OXYMETHOLONE IH 50.

- **Potencial androgênico:** 45
- **Potencial anabólico:** 320
- **Droga padrão:** Metiltestosterona (oral)

- **Nomes químicos:**
  1 2-hydroxymethylene-17a-methyl-dihydrotestosterone
  2 4,5-dihydro-2-hydroxymethyle-17-alpha-methyltestosterone
  3 17alpha-methyl-2-hydroxymethylene-17-hydroxy-5alpha-androstan-3-one

- **Atividade estrogênica:** alta.
- **Atividade progestagênica:** não significante.

Descrição:

- Potente anabólico oral derivado da DHT.
- Semelhante à Mestanolona (Metildi-hidrotestosterona).
- Difere quimicamente desta pela adição de grupo 2-hidroximetileno.
- Considerado por muitos o EAA mais potente comercializado.
- Para iniciantes = EAA muito potente.
- Atividade anabólica maior que testosterona / metiltestosterona.
- Baixa androgenicidade (1/4 a 1/7 da atvividade anabólica - a experiência prática mostra que pode ser questionável essa baixa androgenicidade).
- Iniciantes: ganho de 10-15 kg em 6 semanas.
- Grande retenção hídrica (aumento do volume corporal/droga considerada de baixo risco/não é escolha para objetivos de qualidade do físico - definição corporal).
- Pela retenção hídrica promove melhor hidratação de tecidos contráteis e elásticos.
- Benefício: grandes ganhos e melhor hidratação de tecidos, pode reduzir a chance de rupturas musculares, mais vistas em EAA que não promovem essa hidratação.

Histórico:

- Descrito pela primeira vez em 1959.
- Anadrol-50 (fabricação por Syntex)/Androyd (fabricado por Parke Davis & Co.).
- Dose padrão: 2,5/5/10 mg em tabletes.
- Uso proposto: diversas condições que requeiram anabolismo.

- Anos 1970: liberação da FDA apenas para tratamento de anemia (pelo efeito de elevação do hematócrito – produção de células da linhagem vermelha do sangue).
- Como somente era efetivo em doses maiores (50 mg), o Androyd, por ser de dosagem mais baixa por tablete, acabou sendo descontinuado.
- Quando houve o surgimento e utilização da EPO (eritopoetina), e sua melhor efetividade para aumento de células vermelhas, houve queda de vendas e, assim, por não ser uma medicação específica, acabou também sendo descontinuado em vários países.
- Na década de 1990, atletas temiam que a droga sumisse do mercado.
- 1997: Ocorreu a venda dos direitos do Anadrol-50 para a empresa Unimed Pharmaceuticals.
- 1998: foi reintroduzido no mercado (com estudos clínicos de Fase II/III e indicação para HIV, DPOC, Lipodistrofia).
- 2006: ocorre a venda de direitos para a empresa farmacêutica Alaven Pharmaceutical (sem informações sobre a continuação de produção e comercialização do agente farmacológico).
- FDA: apesar dos estudos apresentados, apenas houve liberação de uso para tratamento de anemia.
- Encontrado ainda em mercados menores e não tão bem regulados (mercado paralelo, produção ilegal).

Disponibilização:

- Disponível em mercados humanos selecionados (ilícitos).
- Composição e dose pode variar por país e por fabricante.
- Maioria no mercado apresenta dose de 50 mg em tabletes.

Estrutura:

- Modificação da molécula de DHT (di-hidrotestosterona) por:
- Adição de grupo metil no C-17-alfa (confere propriedade oral).
- Adição de grupo hidroximetileno (inibe ação da 3-HSD).*

**Essas modificações conferem um grande aumento da atividade anabólica e biológica.*

Administração: HOMENS

- Tratamento de anemia: 1-5 mg/dia (3-6 meses) (limite 100 mg/dia)
- Fisiculturismo (hipertrofia): 25-150 mg/dia (6-8 semanas) (tempo mais curto para reduzir potencial hepatotoxicidade)

**Grandes/Rápidos aumentos de força e massa muscular.*
**Maiores doses raramente usadas pela alta estrogenicidade.*

Administração: MULHERES

- Uso clínico semelhante ao dos homens (EUA não fazem distinção de doses segundo o gênero, considerando "adultos" apenas).
- Tratamento de anemia: 1-5 mg/dia (3-6 meses) (limite 100 mg/dia).
- **Em geral 1-2 mg é suficiente.*
- Fisiculturismo (hipertrofia): droga não recomendada (alta capacidade androgênica, podendo ser altamente virilizante).

2) *Oxandrolona*

Conhecido como ANAVAR, OXANDROLONE, OXANDROLEND.

- **Potencial androgênico:** 24
- **Potencial anabólico:** 322-630
- **Droga padrão:** Metiltestosterona (oral)

- **Nome químico:**
  1 17b-hydroxy-17a-methyl-2-oxa-5a-androstane-3-one

- **Atividade estrogênica:** nenhuma.
- **Atividade progestagênica:** nenhuma.

Descrição:

- Droga oral, derivada da DHT.
- Comparação de mg/mg, tem 6× mais potência anabólica que a testosterona, porém com menor androgenicidade.
- Apelo de uso: "ganho seco" (*cutting*/esportes de força/velocidade).

Histórico:

- Descrito em 1962 (G.D. Searle & Co – atual Pfizer).
- Brasil (nome comercial: Lipidex).
- Desenvolvido para ser um EAA "suave" (para mulheres e crianças).
- Sucesso terapêutico em muitas condições de saúde.
- Descontinuado em 1989 (para coibir o uso recreativo).
- Retorno em 1995 (nome comercial: Oxadrin): Bio-Technology General Corporation.
- Liberação da FDA para: HIV – AIDS; hepatite alcoólica; Síndrome de Turner (meninas); retardo de crescimento (meninos).
- Atual – liberação da FDA para "*Terapia Adjunta*" em: perda de peso pós-grande cirurgia, infecções crônicas, trauma grave, incapacidade de ganho de peso, catabolismo associado a corticoide, dor óssea devida a osteoporose.

Disponibilização:

- Encontrado em mercado ilícito/paralelo para uso em humanos.
- Dose e concentração varia de país e mercado.
- Geral: Tabletes de 2,5/5/10 mg.
- Brasil: manipulação: dose máxima/dia 40 mg (receituário branco controlado).

Estrutura:

- Modificado da DHT (di-hidrotestosterona)
- Difere da DHT por:

  1 Adição de grupo metil no C-17-alfa (propriedade oral).
  2 Substituição do carbono 2 por oxigênio.

- Único EAA comercializado com modificação na estrutura básica (aumento do poder anabólico/resistência à metabolização via 3-hidroxiesteroide desidrogenase muscular).

Administração: HOMENS

- Uso clínico: dose: 2,5 – 20 mg (5-10 mg + comum), por período de 2-4 semanas (até 12 semanas).

- Fisiculturismo*/Esporte: dose 15-25 mg, por período de 6-8 semanas.

Em geral associado a outras drogas injetáveis – ésteres/cipionato/enantato/propionato.

- Apelo de uso: "ganho seco" (muscularidade, pouca retenção).
- Utilizado principalmente em *cutting*:

Ex. OXA + 150 *mg de Trembolona ou* 200-300 *mg de Primobolan (Enantato de Metenolona).*

Ex. OXA + 200-400 *mg de Decanoato de Nandrolona (Deca-Durabolin) ou Boldenona Undecilato (Equipoise).*

Administração: MULHERES

- Uso clínico: Semelhante ao dos homens.
- Fisiculturismo/Esporte: 5-10 mg por período de 4-6 semanas.
- Associado (opcional): Winstrol/Primobolan/Deca-Durabolin.
- Quanto maior a dose (utilizando os associados acima) para maior ganho, e mais rápido, maior é o risco de androgenização.

3) *Undecanoato de Testosterona*

Conhecido como ANDRIOL (TESTOCAPS).

- **Potencial androgênico:** 100
- **Potencial anabólico:** 100
- **Droga padrão:** Testosterona

- **Nomes químicos:**
  1 4-androsten-3-one-17beta-ol,17beta-hydroxy-androst-4-en-3-one

- **Atividade estrogênica:** moderada.
- **Atividade progestagênica:** baixa.

Descrição:

- Droga oral, em cápsula gelatinosa (base oleosa).

- Dose: 40 mg/cápsula.
- Diferente dos C-17-alfa-alquilados por:

- composto esterificado, em suspensão em óleo.
- absorção parcial pelo sistema linfático (evita metabolismo de primeira passagem no fígado).

- Biodisponibilidade: 7%.
- Apelo de uso: alternativa para injetáveis oleosos, porém sem os maiores riscos das drogas orais (C-17-alfa-alquilados).

Histórico:

- Fabricação pela empresa Organon (atual Merk SD) - década de 1980.
- EUA: comercializado inicialmente como Androl/Androxon; e atualmente como Testocaps.
- Outros nomes comerciais já encontrados: Panteston/Restandol/Undestor/Virigen.
- EUA: droga não aprovada pela FDA (aprovada no Canadá e México).
- Indicação clínica: TRT (terapia de reposição de testosterona).
- Fisiculturistas/Atletas: droga pouco utilizada (alto custo com menor potência comparativa a outras drogas).

Disponibilização:

- Disponível em mercados para uso em humanos.
- 40 mg (em: *castor oil and propylene glycol monolaurate*).
- Vidros de 30-60 cáps./*packs* plásticos com 10 cápsulas.
- Cada cápsula (40 mg): contém 25,3 mg de testosterona base.

Estrutura:

- Modificação da testosterona com adição de um Ácido Undecanoico no grupo 17-Beta-hidroxil.
- Mais solúvel que testosterona base.
- Pico de concentração sérica em algumas horas.
- Doses precisam ser repetidas a cada 24 h para manutenção de concentração sérica mais estável.

Administração: GERAL

- Tomado junto com as refeições (contendo pelo menos 20 g de gordura, ajuda pois a absorção é linfática).
- Baixa biodisponibilidade da droga se tomada em jejum.
- As doses diárias podem também ser divididas em duas tomadas (12/12h) objetivando a manutenção e o controle fino de níveis mais adequados.

Administração: HOMENS

- Dose de 120-160 mg por 2-3 semanas (inicial).
- Após: dose de 40-120 mg (manutenção).
- Fisiculturismo/Esporte: dose de 240-280 mg (6-8 cáps.), por período de 6-8 semanas. Porém a dose mais comumente utilizada e tida como efetiva é de 400-480 mg (10-12 cáps.).
- Desvantagem: custo/potência (alto custo com baixa potência comparativa a outras drogas). Acabam dando preferência aos injetáveis associados a outras drogas.

Administração: MULHERES

- Uso clínico: não utilizado/prescrito (androgênico).
- Fisiculturismo/Esporte: não recomendado para mulheres devido aos potenciais efeitos virilizantes.

4) Metandrostenolona

Conhecido como DIANABOL, ANABOL-10, METHANDROSTENOLONE.

- **Potencial androgênico:** 40-60
- **Potencial anabólico:** 90-120
- **Droga padrão:** Metiltestosterona (oral)

- **Nomes químicos:**
  1 17-alpha-methyl-17-beta-hydroxy-1,4-androstadien-3-one
  2 1-dehydro-17-alpha-methyltestosterone

- **Atividade estrogênica:** moderada.
- **Atividade progestagênica:** não significante.

Descrição:

- Nome mais comum para Metandrostenolona/Metandienona é o DIANABOL.
- Derivado da testosterona com objetivo de aumento do potencial anabólico e redução da androgenicidade (menos androgênica que a testosterona).
- Droga oral (porém é encontrada também na forma injetável em medicamentos veterinários).
- Historicamente foi o EAA mais utilizado para desempenho.

Histórico:

- Descrito pela primeira vez em em 1955 (1958 CIBA - desenvolvimento como medicamento).
- Dr. John Ziegler (médico de várias equipes olímpicas americanas), após observação de uso por atletas do bloco soviético, ajudou empresas americanas no desenvolvimento do mais efetivo EAA até o momento. Havia ficado impressionado com os resultados do uso da droga até o início dos anos 1960 (dose utilizada era de 5-15 mg/dia). Após os anos 1960, houve grande aumento do abuso, gerando um grande desgosto por ter participado do seu desenvolvimento e também uma grande preocupação com o efeitos adversos gerados pelo abuso.
- 1965 - houve escrutínio e pressão à empresa CIBA pela FDA, reavaliando a qualidade dos estudos sobre as indicações clínicas.
- Aceite da FDA como droga "provavelmente eficaz" em osteoporose e nanismo hipofisário.
- Após 1970 a empresa CIBA perde a patente da droga.
- Novamente nos anos 1980 houve pressão da FDA sobre a CIBA.
- 1983 - sem dados sobre possível descontinuação (desinteresse financeiro?) da produção do medicamento.
- 1985 - FDA retira, proibindo, do mercado todas as formas genéricas da droga.
- O Ocidente apresentou declínio do uso/consumo, porém ainda é produzida (mercados menos regulados/mercado paralelo/cias. que fornecem para esses mercados).

Disponibilização:

- Disponível em mercados para uso humano e veterinário.
- Doses variam de país e fabricante.
- Dianabol: 2,5 – 5 mg/tablete.
- Atualmente (outras marcas): 5-10 mg/tablete.
- Encontrado também em preparações veterinárias injetáveis (25 mg/mL – solução oleosa).

Estrutura:

- Droga modificada da testosterona, e difere em:
  1 Adição de grupo metil no C-17-alfa (oral).
  2 Adição de dupla ligação entre C1-2 (reduz androgenicidade).

- Apresenta menor afinidade pelo receptor estrogênico (comparativamente à testosterona).
- Apresenta maior meia-vida (comparativamente à testosterona).
- Menor força de ligação em proteínas ligantes séricas (SHBG, albumina).
- Considerado um anabólico potente pela boa interação com receptor androgênico celular.

Administração: HOMENS

- Uso geralmente longe das refeições (lipossolubilidade).
- Uso clínico: 5 mg ao dia por até 6 semanas, com *whashout* (parada de uso) por 2-4 semanas.
- Fisiculturismo/Esporte: dose de 5 mg é efetiva, porém o uso mais comum fica entre 15-30 mg/dia, por 6-8 semanas, seguido de *whashout* de 6-8 semanas.
- Em doses maiores aumenta sobremaneira o risco de efeitos adversos.
- Relatos de resultados rápidos e expressivos.
- Uso associado frequente com Nandrolona ou ésteres de testosterona.
- Meia-vida da droga: de 3-5 h.
- Se tomado em dose única, pode haver variação/flutuação de concentração sérica importante.

- Idealmente se sugere dividir as doses, para se obter uma concentração sérica mais estável da droga (ex. 2× ao dia ou 12/12 h; 3× ao dia ou 8/8 h).
- No entanto, existe evidência empírica (relatos) sobre uso de dose única pela manhã, e melhora do metabolismo associado ao estrogênio aumentando a capacidade de absorção de nutrientes.

Administração: MULHERES

- Droga de uso muito mais popular em homens.
- Dose de 2,5-5 mg, já é bastante efetiva.
- Efeitos virilizantes são possíveis.
- Estudos prévios (terapêuticos) apresentando:

- acne: mulheres com 10 mg/dia;
- virilização: crianças com 2,5 mg/dia.

5) *Metiltestosterona*

Conhecido como TESTON 25, METESTO, TESTRED, METHYL-TESTOSTERONE, METANDREN.

- **Potencial androgênico:** 94-130
- **Potencial anabólico:** 115-150
- **Droga padrão:** Testosterona

- **Nomes químicos:**
  1 17-beta-hydroxy-17-alpha-methyl-4-androsten-3-one
  2 17-alpha-methylandrost-4-en-3-one-17-beta-ol

- **Atividade estrogênica:** alta.
- **Atividade progestagênica:** não significante.

Descrição:

- Forma oral da testosterona.
- Estrutura básica idêntica associada à adição de grupo metil no C-17-alfa (17-alfa-alquilado) à propriedade oral.
- Está entre os primeiros EAA produzidos.

- Atualmente considerada uma forma bruta e/ou antiga.
- Efeito moderado anabólico e androgênico.
- Alta conversão para estrogênios (aromatiza para 17-alfa-metilestradiol).
- Apresenta padrão maior de riscos de efeitos adversos estrogênicos em fisiculturistas e/ou atletas.

Histórico:

- Descrito pela primeira vez em 1935 e foi o primeiro EAA desenvolvido/aplicado para uso clínico.
- Indicações para :

- reposição de testosterona (andropausa/hipogonadismo);
- criptorquidia/CA de mama em mulheres pós-menopausa;
- lactação excessiva/dor mamária após gestação (não lactantes);
- menopausa (queda de energia, e desejo sexual).

- Comercializado em formato de cápsulas/tabletes/sublingual.
- "Metandren" (empresa CIBA) foi o EAA mais popular dos anos 1950 aos anos 1990.
- Forma de apresentação SUBLINGUAL:

1 Dobra biodisponibilidade da metiltestosterona.
2 A absorção mucosa reduz efeito de primeira passagem hepática.
3 Atinge picos de concentração sérica mais rápidos (1 h).
4 Em 1981 a *German Endocrine Society* considerou essa droga como sendo "obsoleta":

"Ainda é um EAA controverso. Apesar da longa história e relativa segurança clínica de uso, não é mais uma droga amplamente utilizada, não sendo mais produzido a partir de então em vários mercados"

- A maioria das outras nações europeias seguiram o mesmo pensamento, no entanto, ainda é produzido em muitos mercados (lícitos e ilícitos).
- EUA: ainda é uma droga comercializada, porém pouco prescrita como forma de tratamento clínico. Existe atualmente um interesse do uso da droga no tratamento dos sintomas da menopausa pela empresa Solvay, com a droga sob o nome de Estratest.

Disponibilização:

- Disponível em mercados para uso humano.
- Dose e composição varia de país/fabricante.
- Atualmente (lícito) é pouco fabricado (uso clínico pequeno) e também é pouco procurado/encontrado em mercado paralelo.

Estrutura:

- Forma modificada da testosterona, pela adição de um grupo metil no C-17-alfa.
- Possui propriedades orais que conferem menor metabolização hepática.
- Atividade anabólica comparativamente menor que a testosterona.

Administração: HOMENS

**Utilização: longe das refeições, pois é uma droga lipossolúvel (gordura não digerida da alimentação impede que a droga seja adequadamente absorvida).*

- Uso clínico: 10-40 mg/dia (redução de 50% da dose se uso for sublingual/bucal).
- Fisiculturismo/Esporte: 10-50 mg/dia (por período de 6-8 semanas).
- Droga utilizada para aumentar agressividade (lutas/treinos).
- Relação ganho/risco de efeito colateral é pobre.
- Perda de peso e volume corporal grande após ciclo, pela grande retenção hídrica acumulada durante o ciclo.

Administração: MULHERES

- Uso clínico: muito pouco utilizado como terapêutica.
- Uso no máximo como droga adjuvante no tratamento, quando outras terapias falharam (ex. CA mama inoperável, onde a dose pode chegar a 200 mg/dia).
- Uso aumentado recentemente para tratamento de sintomas da menopausa: dose 2,5 mg/dia (aumento de energia/libido/massa óssea).

- Fisiculturismo/Esporte: não recomendado (potencial androgênico alto, podendo ter efeito virilizante).

6) Mesterolona

Conhecido como PROVIRON.

- **Potencial androgênico:** 30-40
- **Potancial anabólico:** 100-150
- **Droga padrão:** Propionato de Testosterona

- **Nomes químicos:**
  1 17-beta-hydroxy-1-alpha-methyl-5-alpha-androstan-3-one
  2 1-methyl-5-alpha-dihydrotestosterone

- **Atividade estrogênica:** nenhuma.
- **Atividade progestagênica:** não significante.

Descrição:

- Nome para 1-metil-DHT (fabricada pela Schering, atualmente Bayer).
- Efeito androgênico potente, porém pouco anabólico.
- Músculos apresentam alta concentração da enzima 3-hidroxiesteroide-desidrogenase, que confere metabolização rápida da droga e conversão para metabólitos inativos.
- Como apresenta uma forte ligação com SHBG, o uso em geral é associado a outras drogas para aumento de potência anabólica de outros compostos (pelo aumento de testosterona de forma livre).
- Apelo de uso entre atletas: para aumento androgênico (*cutting*) e como efeito antiestrogênico (antagonista da aromatase).

Histórico:

- Fabricado pela empresa Schering (Proviron), 1934.
- Primeiro medicamento utilizado para tratamento clínico do hipoandrogenismo.
- Droga considerada eficaz e com boa segurança clínica, estando ainda em uso atualmente.

- Utilizado principalmente para deficiência androgênica/ hipogonadismo/infertilidade.*
  **Tratamento da Infertilidade:*

- Droga causa uma mínima supressão de gonadotrofinas (LH/FSH).
- Em alguns casos o aumento androgênico (pelo aumento da forma livre da testosterona promovido pela droga) aumenta a espermatogênese (qualidade e quantidade).

- Vendido atualmente em mais de 30 países diferentes.
- Nome mais comum encontrado é "Proviron" (em outros países, diferentes nomes).
- Nunca foi aprovado (FDA) para uso clínico nos EUA.
- A empresa Bayer é a maior fabricante atual (quase exclusivo).

<u>Disponibilização:</u>

- Maior parte dos medicamentos comercializados têm seu registro pela empresa BAYER.
- Encontrado em mercados para uso humano.
- Droga amplamente comercializada.
- Dose: varia de país/fabricante.
- Em geral: tabletes 25 mg - 50 mg.

<u>Estrutura:</u>

- Forma modificada da DHT por adição de um grupo metil no C-1 (reduz metabolização hepática, menos quando comparada a alquilação C-17).
- Biodisponibilidade mais baixa que os C-17-alfa-alquilados.
- Grande afinidade pelo SHBG.
- Uso combinado com outras drogas para efeito potencializador (aumenta a forma livre de outros EAA).

<u>Administração: HOMENS.</u>

- Uso clínico: para deficiência androgênica e infertilidade (25 mg/3× ao dia inicialmente, e após 25-50 mg para manutenção).

- Fisiculturismo/Esporte: 50 mg - 150 mg/dia (por período de 6-12 semanas).
- Apelo de uso entre atletas: droga de *cutting* (menos estrogênio/ mais testosterona).
- Uso combinado frequente com: Winstrol (Estanozolol)/Anavar (oxandrolona)/Primobolan (metenolona).
- Benefícios: melhora da razão testosterona/estrogênio (aumento de libido/bem estar/reduz % de gordura).
- Utilizado também para prevenção de ginecomastia (junto com 10-20 mg Tamoxifeno).

<u>Administração: MULHERES</u>

- Uso clínico não aprovado em mulheres.
- Não recomendado para fisiculturistas/atletas: (alto potencial androgênico, pode ter efeito virilizante).
- Em geral: 25 mg (por período de 4-5 semanas).

**Suficiente para melhorar razão hormonal* T/E.

**Manter a massa muscular durante* o cutting, *associado ao aumento da lipólise.*

7) *Estanozolol*

Conhecido como WINSTROL, WINSTROL-V.

- **Potencial androgênico:** 30
- **Potencial anabólico:** 320
- **Droga padrão:** Metiltestosterona

- **Nome químico:**
  1 17-beta-hydroxy-17-methyl-5-alpha-androstano [3,2-c] pyrazole

- **Atividade estrogênica:** nenhuma.
- **Atividade progestagênica:** não significante.

Descrição:

- "Winstrol" é o nome mais comumente encontrado da droga estanozolol.
- Composto derivado da DHT e modificado para promover seu grande efeito anabólico com mínima androgenicidade.
- Um dos compostos que apresenta a maior dissociação de efeitos anabólicos e androgênicos.
- Droga que não é aromatizável em estrógenos.
- Segundo EAA oral mais utilizado (primeiro: Dianabol - Metandrostenolona).
- Apelo de uso: "*Grandes ganhos musculares sem retenção hídrica*".

Histórico:

- Descrito pela primeira vez em 1959 (Winthrop Laboratories).
- Em 1961, a patente americana passa à empresa Sterling, e em 1962, lançado como medicamento no mercado.
- Uso clínico principalmente para: orexígeno/catabolismo muscular por doenças (associadas ou não a câncer)/osteoporose/déficit de crescimento/uso de corticoterapia prolongada/pós-operatório/pós-traumas (queimaduras/fraturas)/síndrome da fragilidade (idosos).
- Outros usos clínicos menos frequentes: anemia/câncer de mama/angioedema.
- Na década de 1970 houve maior controle e fiscalização pela FDA, com consequente redução das indicações terapêuticas, e foi classificada como "provavelmente eficaz" apenas como droga adjuvante no tratamento da osteoporose e para déficit de crescimento hipofisário.
- Empresa fabricante: Winthrop elaborou mais estudos e pesquisas segundo solicitação da FDA e, assim, nos anos 1980-90 (enquanto muitos EAA foram descontinuados), houve manutenção do Estanozolol como agente farmacológico terapêutico.
- Em 1991 houve fusão da Winthrop com a Elf Sanofi (com patente para mais 10 anos de produção do medicamento).
- Em 2003 houve a trasferência de direitos e patentes para a empresa Ovation Pharmaceuticals.

- Atualmente é droga não disponível (licitamente) nos EUA, na Espanha encontra-se em farmácias legalizadas.

Disponibilização:

- Encontrado em mercado para uso humano e veterinário.
- Composição e doses: variam de país/fabricante.
- Originalmente é uma droga oral: 2 mg/tablete (Winstrol).
- Medicamentos genéricos: 5-10 mg/tablete.
- Encontrado também na forma injetável: suspensão 50 mg/mL.
- Droga com declínio progressivo de uso clínico/terapêutico, no entanto ainda com alta demanda por fisiculturistas/atletas, que acabam recorrendo em sua maior parte ao comércio via mercado paralelo.

Estrutura:

- Modificado da DHT pela adição de um grupo metil no C-17-alfa e um grupo pirazol no anel A (substituição do normal: grupo 3-ceto, o que faz com que seja classificado como um EAA heterocíclico).
- Modificações realizadas para obtenção de um grande poder anabólico associado a um baixo poder androgênico.
- Afinidade hormônio-receptor do Estanozolol é mais fraca que a da testosterona e da DHT.
- Apresenta uma meia-vida maior e uma menor afinidade pelas proteínas de ligação séricas.
- Apresenta ainda uma possível interação com o receptor androgênico celular, atuando como antagonista do receptor de progesterona (em doses terapêuticas, não apresenta atividade progestagênica).
- Tem ação também reduzindo SHBG (aumento do potencial anabólico pelo aumento da fração livre de testosterona).
- Em um estudo que utilizou 2 mg/kg de Estanozolol, houve redução de 48,4% do SHBG (*Sex hormone-binding globulin response to the anabolic steroid stanozolol: Evidence for its suitability as a Biological androgen sensitivity test. G Sinnecker, S Kohler. Journal of Clin Endo Metab. 68:1195,1989*).
- Em geral é feito um uso combinado com testosterona (como tem potencial de reduzir SHBG, potencializaria o efeito via aumento da fração livre de testosterona).

Administração: GERAL

- Utilizar longe de refeições (quando ricas em gordura, aumentam a dissolução da droga, potencializando a não absorção adequada).
- Discrepâncias em tamanho de partículas em diferentes apresentações:
- Winstrol® (Zambon, Espanha): uso humano possui um pó refinado, que permite a utilização de agulhas mais finas.
- Winstrol®-V (EUA/Canadá) partículas são maiores, podendo ter mais dor devido ao necessário uso de agulhas mais grossas.
- Quando da intolerância aos injetáveis (ou algum impedimento para uso injetável), pode-se utilizar a forma oral do medicamento.

Administração: HOMENS

- Uso clínico:
- Oral: 6 mg/dia (3 doses de 2 mg).
- Injetável: 50 mg/por 2-3 semanas.

- Fisiculturismo/Esporte: 15-25 mg/dia (3 a 5 doses de 5 mg).
- Ciclos de EAA por período de 6-8 semanas.

** Forma Injetável (humano): 50 mg/dias alternados.*
** Forma Veterinária: 75 mg/cada 3 dias.*

- Comparação mg/ mg = a potência anabólica da forma injetável é maior que a da forma oral.

- *Uso combinado de EAA para grandes ganhos de massa muscular e volume corporal:* Adição de 200-400 mg por semana de um éster de testosterona (Cipionato, Enantato, Propionato).
- *Uso combinado de EAA para melhora da aparente muscularidade e definição corporal:* Adição de 150 mg de Tembolona ou 200-300 mg de Primobolan (Enantato de Metenolona).
- *Ganho de massa magra (moderado):* Adição de 200-400 mg de Deca-Durabolin (Decanoato de Nandrolona) ou Equipoise de (Undecilato de Boldenona).

Administração: MULHERES

- Uso clínico: forma oral de 4-6 mg/dia (potencialmente androgênico); forma injetável de 50 mg a cada 2-3 semanas.
- Fisiculturismo/Esporte: oral de 5-10 mg/dia por 4-6 semanas; injetável de 25 mg a cada 3-4 dias (maior risco de androgenicidade).

Segue na **tabela 5.1**, de forma resumida, características gerais dos EAA orais apresentados acima:

Tabela 5.1- Características EAA – ORAIS (fonte: www.anabolics.org).

	Andro-gênica	Anabólica	Padrão	Nome com.	Atv. Estrog.	Atv. Progest.
1. Oximetolona	45	320	Metiltestosterona	Hemogenin Anadrol	Alta	Não significante
2. Oxandrolona	24	322-620	Metiltestosterona	Anavar	Nenhuma	Nenhuma
3. Undecanoato de Testosterona	100	100	Testosterona	Andriol Testocaps	Moderada	Baixa
4. Metandros-tenolona	40-60	90-120	Metiltestosterona	Dianabol Anabol 10	Moderada	Não significante
5. Metiltes-tosterona	94-130	115-150	Testosterona	Teston Testred Metesto	Alta	Não significante
6. Mesterolona	30-40	100-150	Propionato de testosterona	Proviron	Nenhuma	Não significante
7. Estanozolol	30	320	Metiltestosterona	Winstrol	Nenhuma	Não significante

EAA Injetáveis

1) Isobutirato de Testosterona

Conhecido com nomes comerciais de AGOVIRIN DEPOT.

- **Potencial androgênico:** 100
- **Potencial anabólico:** 100
- **Droga padrão:** Isobutirato de testosterona

- **Nomes Químicos:**
  1 4-androsten-3-one-17-beta-ol
  2 17-beta-hydroxy-androst-4-en-3-one

- **Atividade estrogênica:** moderada.
- **Atividade progestagênica:** baixa.

Descrição:

- Preparação injetável (base aquosa).
- Considerado por fisiculturistas como análogo da testosterona em suspensão.
- No entanto, apresentam diferentes farmacologias: Testosterona em suspensão possui ação rápida, aplicações mais frequentes; e o Isobutirato de testosterona é de liberação lenta (1 aplicação a cada 15 dias no uso clínico).
- Apelo de uso: "*ganhos rápidos de massa magra e força*".

Histórico:

- Sintetizado em suspensão de microcristais de Isobutirato de Testosterona, em 1952.
- Época de concomitante introdução de novos ésteres de testosterona (ex. Enantato) e, assim, teve pouco sucesso comercial.
- Atual: somente a empresa Biotika (República Tcheca) é fabricante.
- Popular droga europeia de comercialização no mercado paralelo.

Disponibilização:

- Disponível para uso em humanos.
- Nome comercial: Agovirin Depot (Biotika - República Tcheca).
- Dose: 25 mg/mL - base aquosa.
- Caixas com 5 ampolas (2 mL).
- Baixa solubilidade em água/separação óleo-água visível.
- Agitação da ampola temporariamente devolve a droga em suspensão.

Estrutura:

- Forma modificada da testosterona.
- Composto de éster de ácido carboxílico (2-metil ácido propiônico) ligado ao grupo 17-beta-hidroxila.
- A forma menos polar dos ésteres promove absorção mais lenta do local de aplicação.
- Após absorção, no sangue ocorre a remoção do éster e posterior liberação de testosterona livre (forma ativa).
- Objetivo desse composto: tentar manter os níveis fisiológicos das concentrações de testosterona por aproximadamente 2 semanas.

Administração: HOMENS

- Uso clínico: tratamento de deficiência androgênica, de 50-100 mg a cada 14 dias.
- Fisiculturismo/Esporte: 200-400 mL/semana (4-8 mL).
- Recomendado injeções semanais.
- Efeitos indesejáveis: dor no local (volume injetado).
- Ciclos por período de 6-12 semanas.
- Em geral é combinado com outras drogas (EAA).

Administração: MULHERES

- Uso clínico incomum.
- Tratamentos (quando recomendado) em geral utilizam de 25-50 mg a cada 14 dias.
- Fisiculturismo/Esporte: uso não recomendado (alta potência androgênica, grande potencial virilizante).

2) *Decanoato de Nandrolona*

Conhecido com nomes comerciais de NANDROLONE DECANOATE, DECA-DURABOLIN, DURABOLIN.

- **Potencial androgênico:** 37
- **Potencial anabólico:** 125
- **Droga padrão:** Testosterona

- **Nomes químicos:**
  1 19-norandrost-4-en-3-one-17-beta-ol
  2 17-beta-hydroxy-estr-4-en-3-one

- **Atividade estrogênica:** baixa.
- **Atividade progestagênica:** moderada.

Descrição:

- Forma injetável da Nandrolona.
- Promove liberação lenta (aproximadamente 3 semanas).
- Semelhante à testosterona, porém com menos um carbono na posição 19 (19-nortestosterona).
- Considerado um anabólico potente, com baixa androgenicidade.
- Ocorre a redução da Nandrolona em Diidronandrolona (agindo em mesmos tecidos-alvo que a testosterona).
- EAA mais popular entre atletas no mundo.
- Apelo de uso: ganho de força e massa magra, sem grandes efeitos colaterais androgênicos ou estrogênicos.

Histórico:

- Descrita pela primeira vez em 1960 (1962 lançada comercialmente como medicamento).
- Fabricante: Organon (nome comercial: Deca-Durabolin).
- EAA de maior distribuição mundial.
- Inicialmente aprovado uso pela FDA para: pré/pós-operatório/osteoporose/câncer de mama avançado/perda de peso por doenças/fragilidade/queimaduras/traumas severos/úlcera de pressão/anemia/retardo de crescimento infantil.
- No início, fabricadas doses de 50 mg/mL, passando posteriormente para até 200 mg/mL (*necessidade de maior dose em casos selecionados*).
- Reavaliação da FDA nos anos 1970 (1975) para indicações clínicas: "provavelmente efetivo" para osteoporose/déficit de crescimento infantil (época ainda pré-desenvolvimento do GH); "possivelmente efetivo" para anemia/câncer de mama/massa magra.

- Atualmente a liberação da FDA é para anemia (*com uso* off label *em doenças catabólicas*).
- Outros lugares: uso clínico para osteoporose/anemia/câncer de mama avançado.
- Outros países apresentam nomes comerciais diferentes e medicamentos genéricos (uso humano/veterinário).

Disponibilização:

- Frequentemente encontrado em mercado para uso humano e veterinário.
- Forma: ampolas, contendo veículo oleoso.
- Doses: 25 mg/50 mg/100 mg/200 mg; por 1 mL (variam conforme país/fabricante).

Estrutura:

- Forma modificada da Nandrolona pela adição de ácido decanoico no grupo 17-beta-hidroxil.
- A forma menos polar dos ésteres promove absorção mais lenta do local de aplicação.
- Após absorção, no sangue ocorre a remoção do éster e posterior liberação de Nandrolona livre (forma ativa).
- Pico de concentração: 24-48 h, com declínio progressivo em duas semanas.
- Meia-vida: 7-12 dias (EAA esterificados possuem maior meia-vida).

Administração: HOMENS

- Uso clínico (geral): 50-100 mg a cada 3-4 semanas, por período de 12 semanas.
- Anemia (renal): 100-200 mg/semana.
- Fisiculturismo/Esporte: 200-600 mg/semana, por período de 8-12 semanas.
- Evidência empírica: melhor relação ganhos/efeitos colaterais: 4,4 mg/kg/semana (mas depende também da individualidade).
- Não é considerada uma droga "*fast builder*", promove ganho comparativo à testosterona de 0,5 (em mesma dose, metade do ganho).

- Em geral o Decanoato de Nandrolona tem seu uso associado a outros EAA, como, por exemplo: 1) 200-400 mg DECA/sem. + 10-20 mg/dia Winstrol *(para "muscularidade e definição no* cutting*")*; 2) 200-400 mg DECA/sem. + 15-25 mg/dia Dianabol *(ciclo básico de hipertrofia comumente utilizado por décadas)*.

Administração: MULHERES

- Uso clínico (geral): 50-100 mg a cada 3-4 semanas, por período de 12 semanas.
- Anemia (renal): 50 mg/semana, por período de 4-6 semanas.
- Fisiculturismo/Esporte: 200-600 mg/semana, por período de 8-12 semanas.
- Droga considerada de baixa androgenicidade, permitindo seu uso em mulheres com mais segurança em relação a virilização.
- Estudo que utilizou 100 mg de DECA em semanas alternadas, por 12 semanas, observou "*Efeitos pequenos de virilização*" (*Effect of nandrolone decanoate therapy on weight and lean body mass in* HIV-*infected women with weight loss.* K *Mulligan,* R *Zackin, et al.* *Arch Intern Med.* (2005):165:578-85).
- Estudo que utilizou 50 mg a cada 2-3 semanas, por um ano, observou "*Efeitos virilizantes mais pronunciados*" (*Nandrolone decanoate: Pharmacological properties and therapeutic use in osteoporosis.* P *Geusens. Clinical Rheumatology.* 1995, 14, *Suppl.* 3).

3) *Undecilato de Boldenona*

Conhecido com nomes comerciais de EQUIPOISE, BOLDENONA 50, PARENABOL.

- **Potencial androgênico:** 50
- **Potencial anabólico:** 100
- **Droga padrão:** Testosterona

- **Nome químico:**
  1 1,4-androstadiene-3-one,17-beta-ol, 1-dehydrotestosterone

- **Atividade estrogênica:** baixa.
- **Atividade progestagênica:** sem dados (baixa).

Descrição:

- "Equipoise": nome mais comum da Undecilato de Boldenona.
- EAA veterinário: tido como anabólico forte, androgênico moderado.
- Possui um carbono a mais que o Decanoato.
- Meia-vida mais longa: a cada 3-4 semanas de aplicação.
- Tida por atletas como: "mais forte e um pouco mais androgênico que o Deca-Durabolin; mais barato que o Deca-Durabolin".

Histórico:

- Patenteado em 1949 pela empresa farmacêutica CIBA.
- Décadas de 1950-60: desenvolvimento de formulação com meia-vida longa.
- Vendido inicialmente como PARENABOL (Parenteral/Boldenona).
- Décadas de 1960-70: usos clínicos para doenças catabólicas e osteoporose.
- Foi descontinuado para humanos nos anos 1970.
- Squibb (empresa farmacêutica): introdução no mercado veterinário (uso mais comum em cavalos: aumento de massa magra, apetite, disposição do animal).
- Até 1985 a patente era da Squibb, passando posteriormente para a empresa Solvay, e atualmente fabricado pela Wyeth.
- Atual: ainda comercializado nos EUA e outros mercados.
- Diferentes nomes genéricos em diferentes países (patente já foi expirada).

Disponibilização:

- Disponível amplamente em mercados veterinários.
- Dose varia conforma país/fabricante.
- Em geral vem em vidros multidoses.
- Dose: 25-50 mg/mL (*mercados menos regulados – Ásia – 200 mg/mL*).

Estrutura:

- Forma modificada da testosterona por adição de uma dupla ligação entre C1-C2 (*conferindo menor androgenicidade/estrogenicidade*).

- **Equipoise®**: adição de um de Ácido Undecilenoico no grupo 17-beta-hidroxil.
- A forma menos polar dos ésteres promove absorção mais lenta do local de aplicação.
- Após absorção, no sangue ocorre a remoção do éster e posterior liberação de Boldenona livre (forma ativa).
- Pico de concentração em alguns dias.
- Manutenção de concentração sanguínea da droga por aproximadamente 21-28 dias.
- **Boldenona** e **Metandrostenolona**: quase idênticos (*porém com ações diferentes no organismo*), diferem por: Boldenona apresenta um 17-beta-éster; e Metandrostenolona um 17-alfa-alquil (facilita administração).

Administração: HOMENS

- Uso clínico: sem uso em humanos.
- Fisiculturismo/Esporte: 200-400 mg/semana (4-8 mL, 50 mg).
- Apelo de uso: "*ganhos mais lentos/progressivos*"; "*ganhos mais sólidos/definidos*"; "*menos retenção, quando parado, mantém ganho observado no ciclo*" (*efeitos observados com pelo menos 8 semanas de ciclo*).
- Tido também como droga versátil, e é frequente o uso associado (*ex. Boldenona + Enantato de Testosterona, ou Cipionato de Testosterona*).
- Droga mais utilizada em *bulking* (fase de grandes ganhos).
- Quanto utilizado na fase de *cutting*, em geral, é associado ao Acetato de Trembolona ou ao Enantato de Metenolona.

Administração: MULHERES

- Doses utilizadas são muito menores que as em homens.
- Usual: 50-75 mg/semana.
- Cuidado necessário quando da administração de drogas com meia-vida longa, pois quando do início de efeitos adversos, ainda permanecerá por algum tempo com concentração mais alta até o declínio progressivo pela metabolização, potencializando os efeitos (ex. virilização). Drogas de meia-vida curta (ex. oxandrolona) quando do início dos efeitos, se parada a tomada, logo as concentrações baixam, cessando a progressão de efeitos indesejáveis.

4) Propionato de Drostanolona

Conhecido com nomes comerciais de DROMOSTAN, MASTERON.

- **Potencial androgênico:** 25-40
- **Potencial anabólico:** 62-130
- **Droga padrão:** Testosterona

- **Nomes químicos:**
  1 2-alpha-methyl-androstan-3-one-17-beta-ol
  2 2-alpha-methyl-dihydrotestosterone

- **Atividade estrogênica:** nenhuma.
- **Atividade progestacional:** sem dados (baixa).

Descrição:

- Nome comercial mais comum: MASTERON.
- Derivado pela modificação da DHT por adição de um grupo 2-metil (aumento da propriedade anabólica).
- Tido por usuários como: "*Esteroide anabólico potente, com atividade anti- estrogênica*" (droga "moderada" quando comparada a outros agentes).
- Fisiculturismo/Esporte: "*ganhos sólidos/ganhos secos/redução do % de gordura corporal/efeitos adversos mínimos*".

Histórico:

- Descrito pela primeira vez em 1959 (empresa Syntex).
- Somente 10 anos após foi introduzido no mercado como medicamento.
- Houve um acordo de desenvolvimento de pesquisas e para comercialização entre a empresa americana Lilly e a Syntex: Lilly atuando no mercado EUA, Syntex atuando em outros mercados.
- Nomes comerciais em diferentes locais: EUA: Drolban; Bélgica/Portugal: Masteron; Reino Unido/Bulgária: Masteril; Espanha: Montormon; França: Permastril; Japão: Mastisol; Alemanha: Masterid.

- Aprovação da FDA americano (e em mercados internacionais), para uso clínico como forma de tratamento do câncer de mama inoperável.
- 1980 - retirada do mercado (terapias mais efetivas para tratamento do câncer de mama).
- Ainda consta da farmacopeia americana, porém sem indicação de uso clínico e, assim, de venda.
- Muito popular, droga de uso entre atletas nos anos 1970-80.
- Tido como menos virilizante (quando comparado ao propionato de testosterona), porém, quando da utilização de doses elevadas (300 mg/semana) e por longo prazo, pode ter efeito virilizante.

<u>Disponibilização:</u>

- Não disponível no mercado como medicamento de uso humano.
- Apresentação em ampolas de 1-2 mL e frascos de 10 mL.
- 50-100 mg/mL de EAA em veículo oleoso.
- Modificado da DHT:
- + grupo metil no C-2-alfa:.
- aumenta potência anabólica;
- aumenta a resistência à metabolização MM (3-hidroxiesteroide desidrogenase)

<u>Estrutura:</u>

- Modificado da DHT pela adição de um grupo metil no C-2-alfa que confere maior propriedade anabólica e aumenta a resistência à metabolização no músculo pela enzima 3-HSD.
- Propionato de Dorstanolona: forma modificada da Drostanolona pela adição de um *ácido propiônico no grupo 17-beta-hidroxil.*
- A forma menos polar dos ésteres promove absorção mais lenta do local de aplicação.
- Após absorção, no sangue ocorre a remoção do éster e posterior liberação de Drostanolona livre (forma ativa).
- Meia-vida de aproximadamente dois dias.

<u>Administração: HOMENS</u>

- Uso clínico: não aprovado pela FDA.

- Fisiculturismo/Esporte: 200-400 mg/semana (injetados em 3×/sem.), usado em ciclos de 6-12 semanas.
- Apelo de uso: "*ganhos de massa e força muscular consideráveis (seco)*".
- Em geral tem seu uso combinado, para melhor efeito, com: Deca-Durabolin (Decanoato de Nandrolona); ou Equipoise (Undecilato de Boldenona); ou ésteres de testosterona.
- Droga de uso mais comum na fase de *cutting (em geral combinado com: Winstrol/Primobolan/Parabolan/Anavar).*

Administração: MULHERES

- Uso clínico: 100 mg/3× semana por período de 8-12 semanas.
- Efeitos virilizantes comuns nessa dosagem (< 100 mg: efeito virilizante incomum).
- Fisiculturismo/Esporte: 50 mg/semama (divididos em 2-3 aplicações), usado em ciclos de 4-6 semanas.

5) Enantato de Metenolona

Conhecido com nomes comerciais de PRIMOBOLAN DEPOT.

- **Potencial androgênico:** 44-57
- **Potencial anabólico:** 88
- **Droga padrão:** Testosterona

- **Nomes químicos:**
  1 17-beta-hydroxy-1-methyl-5-alpha-androst-1-en-3-one
  2 1-methyl-1(5-alpha)-androsten-3-one-17-beta-ol

- **Atividade estrogênica:** nenhuma.
- **Atividade progestagênica:** sem dados (baixa).

Descrição:

- Primobolan: nome comercial mais comum Enantato de Metenolona.
- Éster de Enantato apresenta liberação mais lenta e é semelhante a Enantato de Testosterona.

- Níveis de concentração são mantidos por aproximadamente 2 semanas.
- Droga tida como efeito "*anabólico moderado/forte e androgênico muito baixo*".
- Possui mais fraco efeito anabólico quando comparado a Deca-Durabolin (comparação mg/mg).
- Droga mais utilizada na fase de *cutting* (manutenção de massa magra).

Histórico:

- Descrito pela primeira vez em 1960 (empresa farmacêutica Squibb).
- 1962: houve a introdução no mercado como medicamento.
- EUA: foi comercializado por curto tempo (Nibal® Depot).
- Direitos do medicamento foram passados para a empresa farmacêutica Schering e posteriormente para a Bayer.
- Anos 1960-70: passou a ser comercializado como Primobolan® Depot (também em diversos países europeus).
- Patente ficou até o fim dos anos 1970.
- Apesar da ausência de comercialização por décadas, é uma droga aprovado pela FDA para uso clínico em: catabolismo secundário a cirurgias/infecções prolongadas/doenças consumptivas/altas doses de corticoterapia/convalescência osteroporose/sarcopenia/hepatite crônica/adjuvante no tratamento de câncer de mama/ganho de peso em prematuros e crianças.
- Apelo de uso em atletas: "*muscularidade, poucos efeitos colaterais*".
- Nos anos 1990, a empresa Schering teve as indicações de uso clínico reavaliadas pela FDA, e a empresa não queria estar vinculada ao uso da droga para fins não terapêuticos (estética, *doping*).
- Assim houve parada de comercialização na maioria dos países.
- Atualmente permanece comercializado nos países: Espanha, Turquia, Japão, Paraguai, Equador.
- Empresa Bayer é o produtor quase exclusivo (Enantato de Metenolona).
- Econtrado frequentemente em preparações do mercado paralelo.

Disponibilização:

- Ampolas (1 mL) contendo 100 mg de Enantato de Metenolona.
- Composição/dosagem: varia de país/fabricante.

Estrutura:

- Derivado da DHT, modificado por adição de uma dupla ligação entre C1-C2 (*confere maior estabilidade do grupo 3-keto + maior anabolismo*) e por adição de um grupo 1-metil (*confere maior proteção a metabolização hepática*).
- Primobolan Depot: Metenolona + ácido enantoico no grupo 17-beta-hidroxil.
- A forma menos polar dos ésteres promove absorção mais lenta do local de aplicação.
- Após absorção, no sangue ocorre a remoção do éster e posterior liberação da forma livre (forma ativa).

Administração: HOMENS

- Uso clínico: dosagem inicial de 200 mg por semana e, após isso, 100 mg por semana.
- Uso prolongado: posologia de 100 mg a cada 1-2 semanas ou 200 mg a cada 2-3 semanas.
- Fisiculturismo/Esporte: 200-400 mg/semana em ciclos por período de 6-12 semanas.
- Em geral, o uso é feito de forma combinada com outros EAA: fase de *cutting* combinado com Halotestin/Trembolona/Estanozolol; e fase de *bulking* combinado com ésteres de testosterona ou boldenona.

Administração: MULHERES

- Uso clínico: dosagem inicial de 200 mg por semana e, após isso, 100 mg por semana.
- Fisiculturismo/Esporte: 50-100 mg/semana, em ciclos por período de 4-8 semanas.
- Em geral, o uso é feito de forma combinada com outros EAA visando ao maior ganho e menor risco de efeitos adversos: 1) com Winstrol® Depot (25 mg/2× sem.); ou com Oxandrolona (7,5-10 mg/dia).

6) Cipionato de Testosterona

Conhecido com nomes comerciais de DEPOSTERON, TESTOSTERONE CYPIONATE, TESTOLAND DEPOT.

- **Potencial androgênico:** 100
- **Potencial anabólico:**100
- **Droga padrão:** Testosterona

- **Nomes químicos:**
  4-androsten-3-one-17-beta-ol
  17-beta-hydroxy-androst-4-en-3-one

- **Atividade estrogênica:** moderada.
- **Atividade progestacional:** baixa.

Descrição:

- Éster injetável de ação lenta.
- Apelo de uso: "*grandes ganhos de massa e força*".
- Droga de escolha na fase *bulking* (fisiculturismo).
- Entre as drogas mais potentes para ganho de massa.

Histórico:

- 1950: surge como medicamento no mercado EUA (Depo-Testosterone) através da empresa *Pharmacia & Upjohn.*
- Droga de suprimento global limitado (mais reservado ao mercado americano).
- Historicamente mais utilizado do que Enantato de Testosterona por atletas americanos.
- Vantagem/facilidade de uso por história (americano) e disponibilidade no mercado. Apelo de menor dor pelo Ácido Cipiônico ser menos irritante que Ácido Enantoico (Enantato).
- A liberação e ação é bastante semelhante ao Enantato de Testosterona e ao Propionato de Testosterona.
- Uso clínico: nos anos 1960 foi aprovado para déficit androgênico/incremento de maturidade óssea/menorragia (sangramento menstrual abundante)/lactação excessiva/doenças catabólicas/

osteoporose. Nos anos 1970 houve maior fiscalização da FDA e reavaliação das indicações clínicas e passou a ser utilizado principalmente para tratamento de deficiência androgênica. Atualmente a FDA libera para uso como reposição hormonal em condições associadas a deficiência androgênica.

- Disponível em mercados em diferentes países, como Canadá, Austrália, Espanha, Brasil, África do Sul.

Disponibilização:

- Composição/dose: varia de país/fabricante.
- Em geral, as apresentações são em ampolas de 50 mg/mL/100 mg/mL/125 mg/mL/200 mg/mL.
- Preparação dissolvida em óleo.

Estrutura:

- Modificado da testosterona pela adição de um ácido ciclopentilpropiônico no grupo 17-beta-hidroxil.
- A forma menos polar dos ésteres promove absorção mais lenta do local de aplicação.
- Após absorção, no sangue ocorre a remoção do éster e posterior liberação da forma livre (forma ativa).
- Meia-vida de aproximadamente 8 dias.
- Droga que apresenta um maior potencial de conversão para estrogênio (via enzima aromatase, também chamada de estrogênio sintetase), assim, pode promover maior efeito adverso decorrente do aumento de estrogênio (ex. ginecomastia), e alguns usuários utilizam em associação drogas antiestrogênicas ou inibidoras da aromatase.

Administração: HOMENS

- Uso clínico: de 50-400 mg, a cada 2-4 semanas.
- Fisiculturismo/Esporte: de 200-600 mg/semana em ciclos por período de 6-12 semanas.

- Droga utilizada principalmente na fase de *bulking* pela retenção hídrica associada ao aumento de estrogênio (e consequente perda da definição corporal).
- Quando é utilizado na fase de *cutting*, em geral o uso é com menor dose (100-200 mg/sem.) e associado a inibidores de aromatase.
- Relatos que o uso isolado *"já promove bons ganhos de massa/força"*.
- Quando utilizado em *stacking* (combinação): Cipionato + 200-400 mg de Undecilato de Boldenona, ou Enantato de Metenolona, ou Decanoato de Nandrolona.
- Nos anos 1990 foi considerado um EAA barato e com alta disponibilidade de compra no mercado, o que proporcionou o uso de megadoses (1000 mg/sem.) *(que sabidamente são ineficientes em promover mais ganhos que doses moderadas, aumentando o risco de efeitos adversos)*.

Administração: MULHERES

- Uso clínico: raro/incomum (câncer de mama inoperável, quando ocorre falha de outras terapias).
- Fisiculturismo/Esporte: uso NÃO recomendado (alto potencial de androgenização e, ainda, é uma medicação de ação prolongada, e uma vez iniciados sinais e sintomas indesejáveis, ainda estes podem continuar ocorrendo por causa da meia-vida longa da droga).

7) *Enantato de Testosterona*

Conhecido com nomes comerciais de TESTOSTERONA ENENTHATE, DELASTERYL.

- **Potencial androgênico:** 100
- **Potencial anabólico:** 100
- **Droga padrão:** Testosterona

- **Nomes Químicos:**
  1 4-androsten-3-one-17-beta-ol
  2 17-beta-hydroxy-androst-4-en-3-one

- **Atividade estrogênica:** moderada.
- **Atividade progestagênica:** baixa.

Descrição:

- Forma de ação lenta modificada da testosterona.
- Liberação prolongada: aplicação a cada 2-3 semanas.
- Uso clínico pode chegar a 1×/semana.
- Apelo de uso: *"grandes ganhos de massa e força"*.

Histórico:

- Primeiro EAA em mercados orientais (1950).
- Primeiro éster injetável utilizado de ação prolongada.
- Substituto efetivo do Propionato (para a maior parte dos usos clínicos).
- Delatestryl® (empresa farmacêutica Squibb) foi o primeiro nome comercial no mercado americano.
- Na Alemanha (empresa farmacêutica Schering), o Testoviron® por 50 anos foi o EAA injetável mais utilizado.
- Atualmente é o EAA mais prescrito no mundo.
- Uso clínico aprovado historicamente principalmente para reposição hormonal associada ao déficit androgênico.
- Outras indicações clínicas foram: atraso de puberdade/câncer de mama inoperável (como adjuvante, medicamento considerado de segunda linha).

Disponibilização:

- Encontrado no mercado para uso humano e veterinário.
- Composição/dose: varia país/fabricante.
- Em geral a apresentação é em ampolas de vidros contendo 50 mg/mL, 100 mg/mL, 200 mg/mL, 250 mg/mL.
- Preparação dissolvida em óleo.

Estrutura:

- Forma modificada da testosterona pela adição de um ácido enantoico no grupo 17-beta-hidroxil.
- A forma menos polar dos ésteres promove absorção mais lenta do local de aplicação.

- Após absorção, no sangue ocorre a remoção do éster e posterior liberação da forma livre (forma ativa).
- Meia-vida de aproximadamente 8 dias (janela terapêutica maior/ necessidade de aplicação menos frequente).

Administração: HOMENS

- Uso clínico (principalmente relacionado ao déficit androgênico): 50-400 mg a cada 2-4 semanas.
- Fisiculturismo/Esporte: 200-600 mg/semanas, em ciclos por período de 6-12 semanas.
- Droga principalmente utilizado na fase de *bulking* devido à perda de qualidade do físico (definição corporal) promovida pelo aumento do estrogênio e consequente retenção hídrica.
- Quando utilizado na fase de *cutting*, usa-se menor dose (100-200 mg/sem.) e associado ao uso de inibidores de aromatase.
- Relatos que o uso isolado *"já promove bons ganhos de massa/força"*.
- Quando utilizado em *stacking* (combinação): Enantato + 200-400 mg de Undecilato de Boldenona, ou Enantato de Metenolona, ou Decanoato de Nandrolona.

Administração: MULHERES

- Uso clínico: raro/incomum (câncer de mama inoperável, quando ocorre falha de outras terapias).
- Fisiculturismo/Esporte: uso NÃO recomendado *(alto potencial de androgenização e, ainda, é uma medicação de ação prolongada, e uma vez iniciados sinais e sintomas indesejáveis, ainda estes podem continuar ocorrendo por causa da meia-vida longa da droga).*

8) Propionato de Testosterona

Conhecido com nomes comerciais de TESTOSTERONE PROPIONATE, TESTOGAN, TESTOSTERON.

- **Potencial androgênico:**100
- **Potencial anabólico:** 100
- **Droga padrão:** Testosterona

- **Nomes Químicos:**
  1 4-androsten-3-one-17-beta-ol
  2 17-beta-hydroxy-androst-4-en-3-one

- **Atividade estrogênica:** moderada.
- **Atividade progestagênica:** baixa.

Descrição:

- Forma injetável de testosterona modificada pela adição de um éster de propionato que confere ação mais lenta que a testosterona (porém é mais rápida que o Enantato e o Cipionato, requerendo mais aplicações por semana).
- Droga mais antiga, considerada por alguns como obsoleta (atualmente existem ésteres mais confortáveis para administração menos frequente).
- Apelo de uso: "*Ganhos grandes e rápidos de força/massa*".

Histórico:

- Descrito pela primeira vez em 1935.
- 1937: foi introduzido no mercado como para uso clínico como Testoviron® (Schering/Alemanha).
- Primeiro éster de testosterona que foi comercializado nos EUA.
- Domínio do mercado até 1960.
- 1950: atletas utilizavam principalmente a metiltestosterona, o propionato e as testosteronas em suspensão.
- Foi disponível também na forma oral/bucal (até 1980).
- Uso clínico proposto principalmente para: déficit androgênico/menopausa/menorragia (sangramento menstrual abundante)/TPM/mamas fibrocísticas/endometriose/lactação excessiva.
- Até 1980 tinha amplo espectro de indicações clínicas, após isso, a liberação da FDA foi para que o uso fosse apenas para tratamentos em homens.
- Apresenta uma longa história de utilização, pois foi o primeiro éster adequadamente projetado para uso clínico.
- Ainda é popular, porém mais pelo histórico do que pela utilidade, pois o Cipionato e o Enantato são mais confortáveis (ação mais longa, menos necessidade de mais aplicações).

- Aprovado pela FDA, porém com futuro questionável.
- Fisiculturiso/Esporte: uso para "*físico mais denso*".
- No entanto, a escolha exclusiva não faz muito sentido, uma vez que existe mínima diferença entre ésteres (Cipionato e Enantato), sendo o efeito mais relacionado à dose utilizada do que à qualidade/tipo da droga.

Disponibilização:

- Disponível no mercado para uso humano/veterinário.
- Composição/dose: varia de país/fabricante.
- Em geral, apresentações em ampolas contendo: 25-50-100 mg/mL.
- Preparação dissolvida em óleo.
- Droga que vem tendo desuso progressivo.
- Mercado paralelo (principalmente na Ásia) ainda produz em grande quantidade.

Estrutura:

- Forma modificada da testosterona pela adição de um Ácido propiônico no grupo 17-beta-hidroxil.
- A forma menos polar dos ésteres promove absorção mais lenta do local de aplicação.
- Após absorção, no sangue ocorre a remoção do éster e posterior liberação da forma livre (forma ativa).
- Meia-vida: de aproximadamente dois dias.

Administração: GERAL

- Aplicação dolorosa (Ácido propiônico é um éster de cadeia curta, o que o faz mais irritante tecidualmente.
- Em alguns casos pode ocorrer dor intensa/febre baixa.
- Requer múltiplas aplicações semanais, e assim a aderência ao uso cai.

Administração: HOMENS

- Uso clínico: de 25-50 mg, aplicados em 2-3x/semana.

- Fisiculturismo / Esporte: 200-400 mg / semana (50-100 mg / aplicação).
- Apelo de uso: "*grandes ganhos de volume muscular e força*".
- Relatos que o uso isolado "*já promove bons ganhos de massa/força*".
- Quando utilizado em *stacking* (combinação): Propionato + 200-400 mg de Undecilato de Boldenona; ou Enantato de Metenolona; ou Decanoato de Nandrolona.

Administração: MULHERES

- Fisiculturismo/Esporte: droga mais utilizada que o Enantato e o Cipionato (justamente pela meia-vida mais curta e maior rapidez de redução das concentrações sanguíneas se preciso interromper o uso devido aos efeitos adversos).
- Dose: 25 mg a cada 5-7 dias, em ciclos por período de 6-8 semanas.

9) *Blend* de Testosterona (mix de ésteres)

Conhecido com nomes comerciais de DURATESTON, SUSTANON 250.

- **Potencial androgênico:** 100
- **Potencial anabólico:** 100
- **Droga padrão:** Testosterona

- **Nomes químicos:**
  1 4-androsten-3-one-17-beta-ol
  2 17-beta-hydroxy-androst-4-en-3-one

- **Atividade estrogênica:** moderada.
- **Atividade progestagênica:** baixa.

Descrição:

- *Blend* oleoso de testosterona (4 ésteres).
  1 Propionato de testosterona (30 mg).
  2 Fenilpropionato de testosterona (60 mg).
  3 Isocaproato de testosterona (60 mg).
  4 Decanoato de testosterona (100 mg).

- Tempo de absorção prolongado (3-4 semanas/aplicação).
- EAA considerado de grande capacidade anabólica/androgênica.
- Fisiculturismo: mais utilizado na fase de *bulking* para grandes ganhos de massa/volume corporal/força.

Histórico:

- Surgimento nos anos 1970, via empresa farmacêutica Organon, que passou posteriormente a ser Merck MSD.
- Objetivo do medicamento era ser alternativa a ésteres mais curtos.
- Nunca foi aprovado para uso pela FDA dos EUA (custos para aprovação FDA, quando no mercado havia outros ésteres comparáveis - Cipionato/Enantato).
- Ainda hoje uma das marcas mais populares de testosterona no mundo, sendo o EAA injetável mais procurado entre os atletas.
- Valor agregado ao *stacking* (uso combinado) visando ao aumento de potência de outros EAA utilizados em conjunto.
- Vantagem principal do uso clínico é o maior intervalo de aplicações (meia-vida mais longa).
- Fisiculturismo/Esporte: quando a quantidade é mais alta, em especial se as aplicações forem semanais, aumenta o custo (mais caro que o Cipionato, por exemplo), piora o conforto (dor na aplicação), e com mesma potência de outros EAA.

Disponibilização:

- Disponível no mercado para uso humano/veterinário.
- Unidades por caixa variam de país/fabricante.
- Apresentação em ampolas de 1 mL.
- Possui ampla distribuição mundial (maioria Merck MSD).
- Encontrado no mercado paralelo (principalmente Ásia).

Estrutura:

- Mistura de quatro compostos de testosterona, adicionados de ésteres de ácido carboxílico no grupo 17-beta-hidroxil (propiônico/Fenil propiônico/Isocaproico/Decanoico).
- A forma menos polar dos ésteres promove absorção mais lenta do local de aplicação.

- Após absorção, no sangue ocorre a remoção do éster e posterior liberação da forma livre (forma ativa).
- Pico rápido de ação (24-48 h após a aplicação intramuscular).
- Manutenção de concentração por aproximadamente 21 dias.
- Cada ampola (250 mg) contém 176 mg de testosterona.

Administração: GERAL

- Aplicação geralmente é dolorosa, podendo formar enduramentos localizados onde a droga foi aplicada, pois o Ácido propiônico é um éster de cadeia curta e proporciona maior irritação tecidual.
- Em alguns casos pode ocorrer dor intensa associada a febre baixa.

Administração: HOMENS

- Uso clínico: 250 mg a cada 3 semanas.
- Fisiculturismo/Esporte: de 250-750 mg a cada 7-10 dias, em ciclos por período de 6-12 semanas.
- Apelo de uso: *"ganhos excepcionais de força/massa"*.
- Droga utilizada principalmente na fase de *bulking*, pelo aumento potencial do estrogênio e, assim, maior retenção hídrica, com perda da definição corporal.
- Quando utilizada em *cutting*, doses variam de 125-250 mg a cada 7-10 dias, e associado a inibidores de aromatase.
- A utilização de megadoses (> 750 mg/semana) torna-se ineficiente, pois não aumenta muito mais os ganhos enquanto potencializa o aparecimento de efeitos adversos.
- Relatos que o uso isolado *"já promove bons ganhos de massa/força"*.
- Quando utilizada em *stacking* (combinação): *Blend* de Testosterona + 200-400 mg de Undecilato de Boldenona, ou Enantato de Metenolona, ou Decanoato de Nandrolona.

Administração: MULHERES

- Uso clínico: RARO (utilizado para indução de masculinização em transexuais).
- Fisiculturismo/Esporte: uso NÃO recomendado *(alto potencial de androgenização e droga de ação prolongada, tornando difícil controle de níveis sanguíneos, bem como se houver efeitos*

adversos, não há possibilidade de redução mais rápida das concentrações séricas para evitar progressão ou regredir os sinais e sintomas indesejados).

10) a) Acetato de Trembolona

Conhecido com nomes comerciais de TREMBOLONA ACETATO, FINAPLIX-H, TREMBOLONE ACETATE.

b) Enantato de Trembolona

Conhecido com nomes comerciais de TRENBOL DEPOT, TRENANT, TREMBOLONE ENANTHATE, TREMBOLONE 200.

c) Hexahidrobenzilcarbonato de Trembolona

Conhecido com nomes comerciais de PARABOLAN, DANABOLAN, TRENAPLEX D.

- **Potencial androgênico:** 500
- **Potencial anabólico:** 500
- **Droga padrão:** Acetato de NANDROLONA

- **Nome químico:**
  1 17-beta-hydroxyestra-4,9,11-trien-3-one

- **Atividade estrogênica:** nenhuma.
- **Atividade progestacional:** moderada.

Descrição (Acetato de Trembolona):

- Sintetizado em 1963 por Velluz *et al.*
- Projeto anterior de síntese da droga da Roussel – UCLAF.
- Início das vendas nos anos 1970 (Acetato de Trembolona), na Inglaterra pela empresa Hoesch, e na França pela Roussel (nome comercial em ambos os lugares: Finajet).
- Droga de uso veterinário, porém já havia sido comercializada para uso em humanos (Parabolan - éster longa duração).
- Uso veterinário – em gados quase exclusivamente, para:

1 Aumento da taxa de ganho de peso.
2 Aumento da eficiência alimentar (*logo antes do abate*).
3 Aumento da rentabilidade (quanto maior o peso de músculos, maior o peso de carne vendável). (**Produtos derivados de carne frequentemente apresentam metabólitos residuais de trembolona decorrentes desta prática.*)

Descrição (Enantato de Trembolona):

- Farmacocinética semelhante ao Enantato de Testosterona.
- Droga intercambiável com Parabolan (hexahidrobenzilcarbonato de trembolona).
- Pico de concentração rápido (até 48 h), manutenção por aproximadamente 2 semanas.
- Introduzido no mercado em 2004 (empresa British Dragon) sob o nome comercial de Trenabol (200 mg/mL).
- Droga não aprovada (FDA) para uso humano/veterinário.

Descrição (Hexahidrobenzilcarbonato de Trembolona):

- Composto mais longo que acetato, o que confere aumento da meia-vida para pelo menos duas semanas, e com isso as aplicações podem ser menos frequentes.
- Produzido pela Negma Laboratories (França) sob nomes comerciais de Parabolan/Hexabolan.
- Única forma de Trembolona conhecida e produzida como medicamento para uso humano.
- Uso clínico para: caquexia/osteoporose/má nutrição.
- Em 1997 ocorreu o fim da produção pela Negma Laboratories.
- Ainda produzido (pequena quantidade) no mercado paralelo.

Histórico:

- Droga ficou popular nos anos 1980, com grande quantidade de contrabando de medicamentos para o mundo vindos da Europa.
- Conhecido entre os usuários por seu grande poder anabólico e androgênico.
- Tornou-se droga de escolha por fisiculturistas americanos, e assim ganhou rápida fama no mundo.

- Anos 1990: a empresa Hoechst-Roussel suspende as vendas de trembolona injetável, por não querer ter seu nome ligado a escândalos de dopagem ou uso não terapêutico (*como consta do capítulo do histórico dos EAA, muitos EAA foram descontinuados em nos anos 1980-90, em especial por não desejarem estar mais associados ao uso não terapêutico dos produtos produzidos pela empresa*).
- Após o fim da produção e comercialização do Finajet/ Finaject, a Hoechst-Roussell introdroduz no mercado americano o Finaplix (apresentação em *pellets*), para uso veterinário (em especial em gados). Os implantes são aplicados na orelha do gado visando ao aumento de massa magra (carne vendável), no entanto, para humanos são muito grandes para implantar (necessidade de minicirurgias).
- Há relatos de que atletas realizam a dissolução dos *pellets* em veículo oleoso para preparações injetáveis. Outro modo também é a dissolução (amassar) e inalar/aspirar.
- Nos anos 1990 surgiram *kits* a venda para preparação injnetável da trembolona.
- Nenhum medicamento atual do mercado lícito para uso humano contém Acetato de Trembolona, no entanto, continua sendo produzido em mercados paralelos para uso humano.

<u>Disponibilização:</u>

- Encontrado em mercados para uso humano e veterinário.
- Apresentação em *pellets* de 20 mg contendo Acetato de trembolona (Finaplix).
- Injetáveis: apresentação contendo 30-100 mg/mL em preparação oleosa (UNDG).
- Empresa Alpha-Pharma (Índia): produz/comercializa o TrenaRapid 100 mg/mL – frasco com 10mL.
- Empresa Asia Pharma (Malásia): produz/comercializa o Trenabolic 80 mg/mL – caixa com cinco ampolas de 1 mL.

<u>Estrutura (Acetato de Trembolona):</u>

- Forma modificada da Nandrolona pela adição de uma dupla ligação C-9 e C-11 (inibe a aromatização/aumenta a afinidade pelo receptor androgênico/reduz a metabolização hepática); e pela adição de um Ácido acético no grupo 17-beta-hidroxil (promove liberação mais lenta do local injetado).

- Tido como droga mais potente (efeito anabólico e efeito androgênico) que a base Nandrolona.

Estrutura (Enantato de Trembolona):

- Forma modificada da Nandrolona pela adição de uma dupla ligação C-9 e C-11 (inibe a aromatização/aumenta a afinidade pelo receptor androgênico/reduz a metabolização hepática); e pela adição de um Éster de Enantato no grupo 17-beta-hidroxil (promove liberação mais lenta do local injetado).

Estrutura (Hexahidrobenzilcarbonato de Trembolona):

- Forma modificada da Nandrolona pela adição de uma dupla ligação C-9 e C-11 (inibe a aromatização/aumenta a afinidade pelo receptor androgênico/reduz a metabolização hepática); e pela adição de um Éster de Hexahidrobenzilcarbonato no grupo 17-beta-hidroxil (promove liberação mais lenta do local injetado).

Administração: GERAL

- Embora o uso humano não seja aprovado pela FDA, encontramos empresas diversas que fabricam (ex. Landerlan, Tremboland de 75 mg/mL , com sugestão de uso de 2×/semana).
- Fisiculturismo/Esporte: 100-300 mg por semana, divididas em 2-3 doses semanais, em ciclos por período de 6-8 semanas.
- Apelo de uso: "*droga que não aromatiza, promovendo menos retenção. Potencial androgênico alto, promovendo aumento da densidade muscular*".
- A potência da droga é comparada à da Testosterona e do Dianabol.
- Na comparação mg/mg, é uma droga mais potente que a maioria dos anabólicos não aromatizáveis. Embora alguns questionem isso pelo fato de que o estrogênio também ajudaria no ganho de volume corporal.

Administração: HOMENS

- Quando utilizado em *stacking*, "*ajuda em ganhos*", e quando utilizado de forma isolada, "*poucos ganhos*".
- Uso associado na fase de *cutting*: adição de Winstrol® ou Primobolan® (Estanozolol/Metenolona).
- Uso associado na fase de *bulking*: adição de Deca-Durabolin® ou Equipoise® (Dec Nandrolona/Boldenona).

- Fisiculturismo/Esporte: objetivos de “ganho magro”, em geral com adição de testosterona ou dianabol (considerado “mais potente *stacking* para massa magra”).
- Como possui uma atividade progestacional moderada, pode ocorrer ginecomastia e, além disso, a possibilidade de uma maior inibição do eixo HHG.

Administração: MULHERES

- Uso clínico: não aprovado.
- Fisiculturismo/Esporte: não recomendado (efeito androgênico forte, com grande potencial de efeito virilizante indesejado).

Segue, na **tabela 5.2**, de forma resumida, características gerais dos EAA orais apresentados acima.

Tabela 5.2 – Características EAA – ORAIS (fonte: <www.anabolics.org>).

	Androgênica	Anabólica	Padrão	Nome com.	Atv. Estrog.	Atv. Progest.
1. Isobutirato de Testosterona	100	100	Isobutirato de testosterona	Agovirin	Moderada	Baixa
2. Decanoato de Nandrolona	37	125	Testosterona	Deca Durabolin	Baixa	Moderada
3. Undecilato de Boldenona	50	100	Testosterona	Equipoise	Baixa	Sem dados (Baixa)
4. Propionato de Drostanolona	25-40	62 – 130	Metiltestosterona	Masteron Dromostan	Nenhuma	Sem dados (Baixa)
5. Enantato de Metenolona	44-57	88	Testosterona	Primobolan	Nenhuma	Sem dados (Baixa)
6. Cipionato de Testosterona	100	100	Testosterona	Deposteron	Moderada	Baixa
7. Enantato de Testosterona	100	100	Testosterona	Delasteryl	Moderada	Baixa
8. Propionato de Testosterona	100	100	Testosterona	Testogan Testosteron	Moderada	Baixa
9. Testosterona Blend (Propionato/Fenilpropionato/Isocaproato/Decanoato)	100	100	Testosterona	Sustanon Durateston	Moderada	Baixa
10. Trembolona (Acetato, Enantato, Hexahidrobenzilcarbonato)	500	500	Acetato de Nandrolona	Finaplix Trenbol Parabolan	Nenhuma	Moderada

Referências

Becker B. Anabolic Steroids: A concise guide. 1st ed. Amazon Digital Services LLC, 2016.

Clapp B. Anabolic Steroids: ultimate research guide (1st vol.). Anabolic Information LLL, 2005.

Complete Steroid Handbook, 1st ed., 2004. Disponível em: <www.hardcorebodybuildingontheweb.com>. Acesso em: 14 mai 2018.

Guimarães WM. Musculação anabolismo total, 9. ed. Editora Phorte, 2000.

Haluch D. Hormônios no fisiculturismo (história, fisiologia e farmacologia. Editora Letras Contemporâneas: Florianópolis, Brasil, 2017.

King J. The Big Book of Steroids: An unbiased look at the world of Performance Enhancing Drugs. 1st ed. Amazon Digital Services LLC, 2016.

Kochakian CD. Anabolic-Androgenic Steroids – Handbook of Experimental Pharmacology. Springer Ed. New York, 1976.

Krüskemper HL. Anabolic Steroids, Academic Press Ed., New York and London, 1968.

Llewellyn W. Anabolics 11th ed. Molecular Nutrition, United States, 2017.

Capítulo 6

Ciclos e a relação com hipertrofia e definição

Após o breve conhecimento sobre os diferentes tipos de EAA que foi abordado no capítulo anterior, neste capítulo abordaremos exemplos de diferentes tipos de ciclos de EAA utilizados comumente no âmbito estético e esportivo. Assim, para aviso formal aos leitores, seguem alguns pontos de atenção:

- Os exemplos de ciclos utilizados para fins estéticos e esportivos não foram avaliados clinicamente (em especial em publicações científicas de bom desenho metodológico) em termos de máxima eficácia, segurança do uso nas dosagens preconizadas, bem como os efeitos da combinação de diferentes tipos de EAA.
- Os exemplos de ciclos de EAA são ilustrativos, com a maioria sendo retirados de fontes de informação empírica (livros-texto, com informações da prática) e, sendo assim, não são e não devem servir como um guia de recomendação de uso de EAA.
- Quem opta pela utilização de EAA deve ser responsável pelo conhecimento do atual estado de saúde, pelos objetivos pretendidos do uso, pelos riscos e possíveis efeitos adversos com a própria saúde.
- O acompanhamento profissional é sempre recomendável, assim como a atenção dos que optaram pelo uso, para a tentativa de maior restrição possível de dosagens para se chegar ao objetivo pretendido.
- Ciclos de EAA mais agressivos (maiores dosagens e maior tempo de utilização) nunca deveriam ser pensados antes da

certificação de que ciclos mais curtos e mais moderados são também eficientes e mais seguros para os objetivos pretendidos.

Previamente, a decisão da escolha pelo tipo, dose e tempo de utilização do ciclo de EAA, está o objetivo pretendido com isso. Assim, o processo de hipertrofia ou ganho de massa (volume corporal), também chamado "*bulking*", e o processo de definição corporal ou redução do percentual de gordura, também chamado "*cutting*", apresentam alguns pontos diferentes que merecem destaque:

Bulking

Nessa fase, o objetivo principal é o máximo ganho de hipertrofia muscular, quase sempre está acompanhado do aumento de volume corporal. Como a dieta, em geral, é hipercalórica, algum ganho de gordura é frequentemente associado, aumentando, assim, ainda mais o volume corporal.

Atletas mais experientes, ou aqueles que são mais bem orientados, procuram com frequência compor a dieta hipercalórica de "comida limpa", ou seja, não utilizar excessos calóricos às custas de alimentação pobre em valor nutricional, com excessos de gordura saturada e carboidratos simples. A justificativa da conduta se dá por não querer um ganho de volume grande de gordura durante essa fase, o que potencialmente poderia gerar um enorme trabalho na hora de buscar uma melhor definição corporal.

Boa parte dos fisiculturistas acaba optando por temporariamente reduzir atividades aeróbias associadas ao treinamento de força. A justificativa é que, se houver aumento do gasto calórico total no dia, para manter a dieta hipercalórica visando ganhos de massa muscular, haverá a necessidade de incremento do valor calórico a ser ingerido e em muitos casos, como a dieta já apresenta um grande volume de comida, isso pode ser um problema. No entanto, longe de ser uma regra, alguns optam também por manter essa atividade em volume moderado para que não haja um grande ganho de gordura associada a dieta hipercalórica, e para manter adequado condicionamento cardiorrespiratório e metabólico visando à maior facilidade de oxidação de gordura durante e após as sessões de treino.

A escolha dos EAA nessa fase, em geral, não fica restrita a drogas que potencialmente promovam menor retenção, como aquelas que promovem aumento de estrogênio ou aumentem a reabsorção de sódio renal, pois no momento a preocupação não é a perda de definição corporal.

O volume (tempo e quantidade) de EAA utilizados varia bastante, desde a experiência do usuário, do objetivo pretendido, ou da necessidade de uma determinada quantidade de ganho (volume e massa).

Cutting

Diferentemente da fase anterior, nesta, o objetivo é que a definição corporal fique aparente, e para tanto, é necessário ganhar ou manter a massa muscular ganha na fase anterior, ao mesmo tempo que se reduz o percentual de gordura. Por vezes, o *cutting* faz parte de um objetivo competitivo, em que nas semanas mais próximas à competição, torna-se necessária a manipulação mais extrema da dieta, como, por exemplo, redução de líquidos, sódio, carboidratos, para que no "dia D" apareça a melhor forma possível (no fisiculturismo, critérios como volume muscular, definição, simetria, proporcionalidade fazem parte do julgamento do esporte).

A dieta em geral está hipocalórica, e associado a isso é comum o aumento do gasto calórico (visando déficit calórico) via aumento das sessões de treinamento aeróbio. Muitos acabam fazendo até mesmo duas sessões ao dia, comumente pela manhã em jejum, e outra sessão no fim da tarde ou noite.

A escolha dos EAA se dá preferencialmente por aqueles que não sofram aromatização elevando assim níveis estrogênicos, potencializando prejuízos visuais na composição corporal devido a retenção hídrica. Os EAA são utilizados nessa fase principalmente como potencializador da manutenção da massa muscular, via efeitos anticatabólicos dessa classe de agentes farmacológicos.

O volume (tempo e quantidade) de EAA utilizados varia bastante, desde a experiência do usuário, do objetivo pretendido, ou da necessidade de uma determinada quantidade de perda ponderal (especificamente a redução da gordura corporal).

Tipos e doses comumente utilizadas durante um ciclo de EAA:

- **Undecilato de Boldenona** (Equipoise): 200-400 mg/semana
- **Metandrostenolona** (Dianabol): 10-30 mg/semana
- **Enantato de Metenolona** (Primobolan): 200-400 mg/semana
- **Decanoato de Nandrolona** (Deca-Durabolin): 200-400 mg/semana

- **Oxandrolona** (Anavar): 10-30 mg/dia
- **Oximetolona** (Hemogenin): 50-100 mg/dia
- **Estanozolol** (Winstrol): 10-30 mg/dia
- **Testosterona** (Cipionato / Enantato / Propionato): 200-600 mg / semana

Seguem exemplos de ciclos de EAA, utilizados de forma isolada ou em combinação (*stacking*) para os objetivos de ganho de volume - massa corporal (*bulking*) e para definição corporal (*cutting*).

a) Ciclos de EAA únicos:

1) #1: Ciclo Dianabol – VOLUME/ MASSA (Metandrostenolona)

Produtos: 100 tabletes de 5 mg de Metandrostenolona.
Todas as semanas: protetores hepáticos.
Colesterol: Fitoterápicos + Ômega 3 (4g/dia).
Estrogênio: Tamoxifeno (10-20 mg/dia).

SEMANA	Metandrostenolona
1	10 mg/dia
2	10 mg/dia
3	10 mg/dia
4	15 mg/dia
5	20 mg/dia

Comentários:

- Ciclo simples para ganho de volume/massa.
- Grandes ganhos em usuários iniciantes (4-5 kg).
- Em geral sem efeitos adversos (ginecomastia/retenção).
- 17-alfa-alquilado: toxicidade hepática/cardiovascular.
- Uso repetido desse EAA deve ser limitado.

2) #2 Ciclo Dianabol – VOLUME/ MASSA (Metandrostenolona)

Produtos: 200 tabletes de 5 mg de Metandrostenolona.
Todas as semanas: protetores hepáticos.
Colesterol: Fitoterápicos + Ômega 3 (4g/dia).
Estrogênio: Tamoxifeno (20-40 mg/dia).

Semana	Metandrostenolona
1	20 mg/dia
2	20 mg/dia
3	25 mg/dia
4	25 mg/dia
5	25 mg/dia
6	25 mg/dia

Comentários:

- Comum após 1º ciclo (acima) - dose e duração ligeiramente maiores.
- Em geral usado para fins de fisiculturismo.
- Efeitos adversos são mais comuns.

3) #1: Ciclo Testosterona – VOLUME/MASSA

Produtos: 10mL (200 mg/mL) de Enantato/Cipionato.
Todas as semanas: protetores hepáticos.
Colesterol: Fitoterápicos + Ômega 3 (4g/dia).
Estrogênio: Tamoxifeno (20-40 mg/dia) ou Anastrozol (0,5 mg/dia).

Semana	Testosterona
1	200 mg
2	200 mg
3	300 mg
4	300 mg
5	300 mg
6	350 mg
7	350 mg

Comentários:

- Similar ao ciclo inicial de Dianabol.
- Menor toxicidade (injetável) - cardiovascular/hepático.
- Menor eventos adversos de todos os ciclos.

4) #2: Ciclo Testosterona – VOLUME/MASSA

Produtos: 20mL (200 mg/mL) de Enantato/Cipionato.
Todas as semanas: protetores hepáticos.
Colesterol: Fitoterápicos + Ômega 3 (4g/dia).
Estrogênio: Tamoxifeno (20-40 mg/dia) ou Anastrozol (0,5-1 mg/dia).

Semana	Testosterona
1	200 mg
2	400 mg
3	400 mg
4	400 mg
5	400 mg
6	500 mg
7	500 mg
8	500 mg
9	500 mg
10	200 mg/dia

Comentários:

- Comum após o 1º ciclo de testosterona (acima).
- Mais que 3 semanas/dobro da dose.
- Mais efeitos adversos (estrogênicos/androgênicos).
- Menor sobrecarga cardiovascular (menor que EAA oral).
- Testosterona: mais segura e muito efetiva como EAA.
- Ciclo mais recomendado do que altas doses/*stacking*.

5) #1 Ciclo Sustanon/Durateston – VOLUME/MASSA

Produtos: 15 mL (250 mg/mL) de Testosterona Blend.
Todas as semanas: protetores hepáticos.
Colesterol: Fitoterápicos + Ômega 3 (4g/dia).
Estrogênio: Tamoxifeno (20-40 mg/dia) ou Anastrozol (0,5-1 mg/dia).

Semana	Testosterona
1	250 mg
2	250 mg
3	500 mg
4	500 mg
5	500 mg
6	500 mg
7	500 mg
8	500 mg
9	250 mg

Comentários:

- Similar a outros ciclos de testosterona (Sustanon/Durateston).
- Comum na Europa e nos Estados Unidos.
- Dose total de testosterona: 3750 mg (semelhante ao ciclo 2, acima).
- Mais efeitos adversos (estrogênicos/androgênicos).
- Menor sobrecarga cardiovascular (menor que EAA oral).
- Testosterona: mais segura e muito efetiva como EAA.
- Ciclo mais recomendado do que altas doses/*stacking*.

6) #1: Ciclo Oximetolona (Hemogenin) – VOLUME/MASSA

Produtos: 50 tabletes de Oximetolona.
Todas as semanas: protetores hepáticos.
Colesterol: Fitoterápicos + Ômega 3 (4g/dia).
Estrogênio: Tamoxifeno (20-40 mg/dia).

Semana	Oximetolona
1	50 mg/dia
2	50 mg/dia
3	50 mg/dia
4	75 mg/dia
5	75 mg/dia
6	75 mg/dia

Comentários:

- Conhecido como EAA mais potente para ganho de massa.
- Mais efeitos adversos (estrogênicos/androgênicos).
- Iniciantes: ganho de 7,5-10 kg (com retenção/perda grande após ciclo).
- Sobrecarga alta cardiovascular/hepática.
- Embora mais conveniente (oral) que testosterona (injetável), menos recomendado (segurança/efeitos adversos).
- Uso de repetição de 17-alfa-alquilados deve ser limitado.

7) #2: Ciclo Oximetolona (Hemogenin) – VOLUME/MASSA

Produtos: 100 tabletes de Oximetolona.
Todas as semanas: protetores hepáticos.
Colesterol: Fitoterápicos + Ômega 3 (4g/dia).
Estrogênio: Tamoxifeno (20-40 mg/dia).

Semana	Oximetolona
1	50 mg/dia
2	50 mg/dia
3	100 mg/dia
4	100 mg/dia
5	100 mg/dia
6	100 mg/dia
7	100 mg/dia
8	100 mg/dia

Comentários:

- Versão mais popular de uso como EAA isolado.
- Em geral uso por fisiculturistas mais experientes.
- Dose mais que suficiente para promover ganho massa/força.
- Efeitos adversos mais comuns que doses mais baixas de Oximetolona.

*8) #1: Ciclo Estanozolol (Winstrol) – Massa Muscular/**Cutting***

Produtos: 200 tabletes (2 mg) de Estanozolol.
Todas as semanas: protetores hepáticos.
Colesterol: Fitoterápicos + Ômega 3 (4g/dia).
Estrogênio: 0

Semana	Estanozolol
1	8 mg/dia
2	8 mg/dia
3	10 mg/dia
4	10 mg/dia
5	10 mg/dia
6	10 mg/dia

Comentários:

- Ciclo comum para fisiculturistas em *cutting*/atletas: desempenho.
- Uso incomum atualmente (exceto: Europa) – anos 1970-80.
- Doses para padrão fisiculturismo muito baixa.
- Efeitos adversos infrequentes nestas doses.
- Sem necessidade de antiestrogênicos.

*9) #2: Ciclo Estanozolol (Winstrol) – Massa Muscular/**Cutting***

Produtos: 200 tabletes (5 mg) de Estanozolol.
Todas as semanas: protetores hepáticos.

Colesterol: Fitoterápicos + Ômega 3 (4g/dia).
Estrogênio: 0

Semana	Estanozolol
1	20 mg/dia
2	20 mg/dia
3	25 mg/dia
4	25 mg/dia
5	25 mg/dia
6	25 mg/dia

Comentários:

- Versão mais forte do ciclo 1 (acima).
- Usado para objetivo de fisiculturismo (*performance*).
- Efeitos adversos + frequentes nessas doses.
- Doses mais próximas do mundo real de uso em fisiculturismo.
- Sem necessidade de antiestrogênicos.

*10) #1: Ciclo Oxandrolona (Anavar) – Massa Muscular/**Cutting***

Produtos: 70 cápsulas (5 mg) de oxandrolona.
Todas as semanas: protetores hepáticos.
Colesterol: Fitoterápicos + Ômega 3 (4g/dia).
Estrogênio: 0

Semana	Oxandrolona
1	5 mg/dia
2	10 mg/dia
3	10 mg/dia
4	10 mg/dia
5	10 mg/dia
6	5 mg/dia

Comentários:

- Ciclo comum para fisiculturistas em *cutting*/atletas: desempenho.
- Uso mais frequente em mulheres (atletas/BB).
- Doses para padrão do fisiculturismo é baixa.
- Efeitos adversos infrequentes nessas doses.
- Sem necessidade de antiestrogênicos.

b) Ciclos de EAA combinados (*stacking*):

1) #1: Ciclo Deca/Dianabol – Volume/Massa (Decanoato de Nandrolona/Metandrostenolona)

Produtos: 100-200 mg/mL de decanoato de nandrolona, 100 tabletes de 5 mg metandrostenolona.

Todas as semanas: protetores hepáticos.

Colesterol: Fitoterápicos + Ômega 3 (4g/dia).

Estrogênio: Tamoxifeno (10-20 mg/dia).

Semana	Nandrolona	Metandrostenolona
1	200 mg	-
2	200 mg	-
3	200 mg	10 mg/dia
4	200 mg	10 mg/dia
5	300 mg	10 mg/dia
6	300 mg	15 mg/dia
7	300 mg	15 mg/dia
8	300 mg	15 mg/dia

Comentários:

- Ciclo antigo e muito utilizado.
- Base anabólica: Nandrolona/Base Androgênica = Metandrostenolona.
- Metandrostenolona = introduzida na 3ª semana (redução androgênica pelo Decanoato de Nandrolona).
- Dose não é alta (padrão fisiculturismo), porém é suficiente para ganhos (massa muscular/força).

2) #2: Ciclo Deca/Dianabol – Volume/Massa (Decanoato de Nandrolona/Metandrostenolona)

Produtos: 20-200 mg/mL de decanoato de nandrolona, 200 tabletes de 5 mg metandrostenolona.

Todas as semanas: protetores hepáticos.

Colesterol: Fitoterápicos + Ômega 3 (4g/dia).

Estrogênio: Tamoxifeno (10-20 mg/dia).

Semana	Nandrolona	Metandrostenolona
1	400 mg	-
2	400 mg	-
3	400 mg	10 mg/dia
4	400 mg	10 mg/dia
5	400 mg	20 mg/dia
6	400 mg	20 mg/dia
7	400 mg	20 mg/dia
8	400 mg	20 mg/dia
9	400 mg	20 mg/dia
10	400 mg	20 mg/dia

Comentários:

- Mais popular combinação Deca/Dianabol.
- Doses utilizadas por fisiculturistas mais experientes (uso de EAA prévio).
- Efeitos adversos mais frequentes nessas doses.
- Menos efeitos adversos que combinação Testosterona/Oximetolona.

3) Ciclo Testosterona/Anadrol – Volume/Massa (Enantato – Cipionato/Oximetolona)

Produtos: 20-200 mg/mL de Enantato ou Cipionato, 100 tabletes de 50 mg oximetolona.

Todas as semanas: protetores hepáticos.

Colesterol: Fitoterápicos + Ômega 3 (4g/dia).

Estrogênio: Tamoxifeno (10-20 mg/dia).

Semana	Testosterona	Oximetolona
1	200 mg	-
2	400 mg	-
3	400 mg	50 mg/dia
4	400 mg	50 mg/dia
5	400 mg	100 mg/dia
6	500 mg	100 mg/dia
7	500 mg	100 mg/dia
8	500 mg	100 mg/dia
9	500 mg	100 mg/dia
10	200 mg	100 mg/dia

Comentários:

- Considerado o mais potente *stacking* (2 drogas) para ganho de massa.
- Duas drogas com significante estrogenicidade.
- Pode induzir ginecomastia rapidamente (usar antiestrogênicos).
- Iniciantes: relatos de ganho de 12,5-15 kg.
- Grande retenção hídrica e, assim, grande perda imediata pós-ciclo (5 kg).

4) Ciclo Testosterona/Deca – Volume/Massa (Enantato – Cipionato/Decanoato de Nandrolona)

Produtos: 10-200 mg/mL de Enantato ou Cipionato, 20-200 mg/mL de Decanoato de Nandrolona.

Todas as semanas: protetores hepáticos.

Colesterol: Fitoterápicos + Ômega 3 (4g/dia).

Estrogênio: Tamoxifeno (10-20 mg/dia), Anastrozol (0,5-1 mg/dia).

Semana	Testosterona	Nandrolona
1	200 mg	200 mg
2	200 mg	200 mg
3	200 mg	200 mg
4	300 mg	300 mg
5	300 mg	300 mg
6	300 mg	300 mg
7	300 mg	300 mg
8	200 mg	200 mg

Comentários:

- Considerada uma das combinações mais fundamentais.
- Nandrolona: aumenta a base androgênica da testosterona, porém sem grande estrogenicidade.
- Similar ao uso de testosterona em alta dose (porém menos estrogênico).
- Conversão de testosterona para estrogênio é grande ainda (usar antiestrogênicos).
- Uso mais comum: ganho de massa/volume (peso/retenção).

*5) Ciclo Andriol/Anavar – Massa Muscular/**Cutting** (Undecanoato de Testosterona/Oxandrolona)*

Produtos: 360 cápsulas de Andriol 40 mg; 400 tabletes de oxandrolona 2,5 mg.

Todas as semanas: protetores hepáticos.

Colesterol: Fitoterápicos + Ômega 3 (4g/dia).

Estrogênio: Tamoxifeno (10-20 mg/dia). (*Opcional pela dose.)

Semana	Andriol	Oxandrolona
1	240 mg/dia	15 mg/dia
2	240 mg/dia	15 mg/dia
3	240 mg/dia	15 mg/dia
4	240 mg/dia	20 mg/dia
5	280 mg/dia	20 mg/dia
6	280 mg/dia	20 mg/dia
7	280 mg/dia	20 mg/dia
8	280 mg/dia	20 mg/dia

Comentários:

- Efetivo para ganho de massa magra: porém o efeito é moderado (é um *stacking* oral).
- Andriol = base androgênica (dose não muito maior que terapêutica).
- Oxandrolona = não aromatizável (Tamoxifeno: opcional/dose).

- Ciclo popular em idosos que não utilizam injetáveis.
- Desvantagem: 17-alfa-alquilado, maior sobrecarga cardiovascular e hepática.
- Combinação menos custo/efetiva (cara) que um *stacking* injetável.

*6) Ciclo Anabólico Androgênico Bifásico – Massa Muscular/**Cutting***

- **Enantato de Metenolona (Primobolan)**
- **Undecilato de Boldenona**
- **Testosterona: Enantato - Cipionato (Delasteryl/Deposteron)**

Produtos: 18 mL de Enantato de Metenolona (100 mg/mL) + 50 mL de Undecilato de Boldenona (50 mg/mL) + 20 mL de Testosterona (Enantato/Cipionato) (200 mg/mL).

Todas as semanas: protetores hepáticos.

Colesterol: Fitoterápicos + Ômega 3 (4g/dia).

Estrogênio: Tamoxifeno (20-40 mg/dia), Anastrozol (0,5-1 mg/dia).

Semana	Testosterona	Boldenona	Metenolona
1	500 mg	200 mg	-
2	500 mg	200 mg	-
3	600 mg	200 mg	-
4	600 mg	200 mg	-
5	600 mg	200 mg	-
6	600 mg	200 mg	-
7	100 mg	200 mg	300 mg
8	100 mg	200 mg	300 mg
9	100 mg	200 mg	300 mg
10	100 mg	200 mg	300 mg
11	100 mg	200 mg	300 mg
12	100 mg	200 mg	300 mg

Comentários:

- Ciclo de 3 meses com 2 fases (não hepatotóxico) (Massa Muscular/*Cutting*)
- **Fase 1:** 6 semanas: realiza treino/dieta para ganho de massa (*bulking*).
- Fase de grande estrogenicidade, podendo promover ginecomastia e retenção hídrica (usar antiestrogênicos e inibidores da aromatase).
- **Fase 2:** redução da testosterona (permanece com dose de manutenção para manter libido). Se a redução da testosterona reduzir os níveis estrogênicos: pode reduzir dose de antiestrogênicos e inibidores da aromatase. Objetivo da fase 2: aumento-razão androgênio/estrogênio, visando a solidificação dos ganhos de massa magra.

7) *Ciclo Testosterona/Anadrol/Trembolona– Massa/Volume*

- **Testosterona: Enantato – Cipionato (Delasteryl/Deposteron)**
- **Oximetolona**
- **Acetato de Trembolona**

Produtos: 30 mL 200 mg/mL de testosterona (enantato/cipionato) + 20-75 mg/mL de acetato de trembolona + 100 tabletes de 50 mg de oximetolona.

Todas as semanas: protetores hepáticos.

Colesterol: Fitoterápicos + Ômega 3 (4g/dia).

Estrogênio: Tamoxifeno (20-40 mg/dia), Anastrozol (0,5-1 mg/dia).

Semana	Testosterona	Oximetolona	Trenbolona
1	300 mg	-	150 mg
2	600 mg	-	150 mg
3	600 mg	50 mg	150 mg
4	600 mg	50 mg	150 mg
5	600 mg	100 mg	150 mg

continua ...

continuação

Semana	Testosterona	Oximetolona	Trenbolona
6	600 mg	100 mg	150 mg
7	600 mg	100 mg	150 mg
8	600 mg	100 mg	150 mg
9	600 mg	100 mg	150 mg
10	600 mg	100 mg	150 mg
11	300 mg	-	-

Comentários:

- Um dos ciclos atuais mais extremos para ganho de massa entre fisiculturistas.
- Ganhos rápidos de força e massa corporal.
- Efeitos adversos (androgênico/estrogênico) (ginecomastia/retenção hídrica).
- Uso de inibidor da aromatase pode ser necessário.
- Oximetolona (altamente estrogênica, assim pode precisar do uso de tamoxifeno).
- Ciclo de maior risco, não recomendado para iniciantes, porém muito efetivo para ganho de massa corporal e muscular.

8) Ciclo Masteron/Primobolan – Massa Muscular/Cutting (Propionato de Drostanolona/Enantato de Metenolona)

Produtos: 20 mL 100 mg/mL de Propionato de Drostanolona + 20 mL 100 mg/mL de Enantato de Metenolona.

Colesterol (todas as semanas): Fitoterápicos + Ômega 3 (4g/dia).

Semana	Drostanolona	Metenolona
1	200 mg	200 mg
2	200 mg	200 mg
3	200 mg	200 mg

continua ...

continuação

Semana	Drostanolona	Metenolona
4	300 mg	300 mg
5	300 mg	300 mg
6	300 mg	300 mg
7	300 mg	300 mg
8	200 mg	200 mg

Comentários:

- Combinação de EAA para densidade/massa magra/*cutting*.
- Nenhum converte para estrogênio.
- Alta razão androgênio/estrogênio = aumenta lipólise/definição.
- Não é muito hepatotóxico.
- Lípides sanguíneos: podem ser bastante alterados (baixa atividade estrogênica)

9) Ciclo Winstrol/Proviron/Trembolona – Massa Muscular/ Cutting (Estanozolol/Mesterolona/Acetato de Trembolona)

Produtos: 250 tabletes de Estanozolol 5 mg + 100 tabletes de Mesterolona + 20 mL de Acetato de Trembolona 75 mg/mL.

Todas as semanas: protetores hepáticos.

Colesterol: Fitoterápicos + Ômega 3 (4g/dia).

Semana	Stanozolol	Mesterolona	Trenbolona
1	20 mg/dia	25 mg/dia	150 mg
2	20 mg/dia	50 mg/dia	150 mg
3	20 mg/dia	50 mg/dia	150 mg
4	20 mg/dia	50 mg/dia	150 mg
5	25 mg/dia	50 mg/dia	225 mg
6	25 mg/dia	50 mg/dia	225 mg
7	25 mg/dia	50 mg/dia	225 mg
8	25 mg/dia	50 mg/dia	225 mg

Comentários:

- Estanozolol + Trembolona é um ciclo popular em *cutting*.
- Combinação de anabólico forte/androgênico moderado/não estrogênico.
- Combinação visando à densidade/massa magra/definição corporal.
- Mesterolona: adição para manutenção da libido/função sexual.
- Fisiculturismo (competitivo): em geral também associado com HGH/Clenbuterol/Hormônio de Tireoide (T3 e T4).
- Doses mais altas podem ser utilizadas, porém ocorreria maior sobrecarga cardiovascular e hepática, e, sendo assim, não é recomendado aumento de doses.

10) Ciclo Deca/Dianabol/Primobolan/Winstrol – Massa/Volume – Feminino – (Nandrolona/Metandrostenolona/Metenolona/Estanozolol)

Todas as semanas: protetores hepáticos.
Colesterol: Fitoterápicos + Ômega 3 (4g/dia).
Estrogênio: Tamoxifeno (10-20 mg/dia).

Semana	Deca-Durabolin	Dianabol	Primobolan	Winstrol
1	50 mg	-	-	-
2	100 mg	-	-	-
3	50 mg	10 mg	-	-
4	-	10 mg	-	-
5	-	10 mg	50 mg	-
6	-	-	100 mg	-
7	-	-	50 mg	50 mg
8	-	-	-	50 mg
9	-	-	-	50 mg
10	-	-	-	50 mg

11) Ciclo Deca/Propionato/Primobolan/Winstrol – Massa/Volume – Feminino – (Nandrolona/ Testosterona/Metenolona/Estanozolol)

Todas as semanas: protetores hepáticos.
Colesterol: Fitoterápicos + Ômega 3 (4g/dia).
Estrogênio: Tamoxifeno (10-20 mg/dia).

Semana	Deca-Durabolin	Testosterona	Primobolan	Winstrol
1	50 mg	25 mg/2 dias	-	-
2	50 mg	25 mg/2 dias	-	-
3	100 mg	25 mg/2 dias	-	-
4	100 mg	25 mg/2 dias	-	-
5	50 mg	25 mg/2 dias	-	-
6	50 mg	25 mg/2 dias	-	-
7	-	-	50 mg	50 mg
8	-	-	50 mg	50 mg
9	-	-	100 mg	100 mg
10	-	-	100 mg	100 mg
11	-	-	50 mg	50 mg
12	-	-	50 mg	50 mg

c) Ciclos de EAA com medicamentos lícitos:

De forma lícita, como prescrição médica via receituário controlado (não recomendado pelos conselhos e entidades esportivas, como já vimos), não se encontram as mesmas drogas que as do mercado paralelo. Ainda, muitas vezes as concentrações das drogas encontradas no mercado lícito acabam sendo menores que a dos medicamentos provindos da indústria farmacêutica. Assim, esses são dois motivos que também contribuem para a procura de drogas do mercado paralelo.

No entanto, alguns optam por utilizar medicamentos comprados em farmácias convencionais ou distribuidoras de medicamentos (por se tratarem de drogas provindas da indústria farmacêutica, e de certa forma mais segura ao uso), prescritos ou não por profissionais de saúde. Outra via de medicamentos lícitos, de melhor procedência, são as farmácias de manipulação, em especial para medicamentos orais ou para aplicação transdérmica.

Os medicamentos mais utilizados por quem opta por fugir dos perigos do mercado paralelo são:

1) Injetáveis (farmácias convencionais ou distribuidoras):

- Deca-Durabolin (Decanoato de Nandrolona): 50 mg/mL
- Deposteron (Cipionato de Testosterona): 200 mg/2 mL
- Durateston (mix de ésteres de testosterona): 250 mg/mL

2) Orais (manipulados)

- Oxandrolona: prescrição de até 40 mg/dia
- Estanozolol: prescrição de até 40 mg/dia

Homens em geral fazem uso isolado de uma testosterona (Deposteron ou Durateston), ou combinado com Deca-Durabolin, ou ainda com medicamentos orais (Oxandrolona ou Estanozolol). Seguem exemplos de ciclos de EAA lícitos comumente utilizados:

#Ciclo Básico 1 (moderado): Deca-Durabolin + Durateston (ou Deposteron)

- Aplicação de 1 ampola (50 mg/mL) de Deca-Durabolin + 1 aplicação de 1 ampola de Durateston (250 mg/mL) ou Deposteron (200 mg/2 mL) – 1× por semana, por 6-12 semanas.

#Ciclo Básico 2 (moderado): Durateston (ou Deposteron) + Oxandrolona (ou Estanozolol)

- Aplicação de 1 ampola de Durateston (250 mg/mL) ou Deposteron (200 mg/2 mL) – 1× por semana, por 6-12 semanas, + 20-40 mg de Oxandrolona ou Estanozolol (divididos em 2-3 tomadas ao dia).

#Ciclo Básico 3: (forte): Deca-Durabolin + Durateston (ou Deposteron)

- Aplicação de 1 ampola (50 mg/mL) de Deca-Durabolin + 1 aplicação de 1 ampola de Durateston (250 mg/mL) ou Deposteron (200 mg/2 mL) – 2× por semana, por 6-12 semanas.

#Ciclo Básico 4: (forte): Deca-Durabolin + Durateston (ou Deposteron) + Oxandrolona (ou Estanozolol)

- Aplicação de 1 ampola (50 mg/mL) de Deca-Durabolin + 1 aplicação de 1 ampola de Durateston (250 mg/mL) ou Deposteron (200 mg/2 mL) – 2× por semana, por 6-12 semanas, + 20-40 mg de Oxandrolona ou Estanozolol (divididos em 2-3 tomadas ao dia).

Alguns, pelo desejo de aumento de massa muscular discreto, e sem a utilização de medicamentos injetáveis, acabam partindo para ciclos de EAA combinados "mais leves", como, por exemplo, utilizar testosterona base a 10-15% (aplicação transdérmica, 1× ao dia), associado a 10-30 mg de oxandrolona por dia, por 6-12 semanas.

Mulheres quase nunca, ou, pelo menos. nunca deveriam, utilizar de medicamentos muito androgênicos (Durateston, Deposteron), pois a virilização e, assim, a perda das características visuais femininas, acontecerão certamente em maior ou menor grau. Assim, o mais utilizado para as que fogem também do mercado paralelo são medicamentos orais (oxandrolona, estanozolol) e o Decanoato de Nandrolona, como único injetável. Vale lembrar que o fisiculturismo, e assim a construção de um físico diferenciado e sólido, leva tempo (anos), e o apressar desse processo em mulheres pela utilização de medicamentos mais androgênicos ou doses muito grandes, pode proporcionar mais frequentemente efeitos adversos (ex. acne, queda de cabelo, aumento do tamanho e volume clitoriano, engrossamento da voz, perda da gordura da bochecha e masculinização da face).

Seguem exemplos de ciclos femininos comumente utilizados:

 # Ciclo 1: Oxandrolona (leve): de 3-10 mg/dia (1 ou 2 tomadas), por 8-12 semanas.

 # Ciclo 2: Estanozolol (leve): de 3-10 mg/dia (1 ou 2 tomadas), por 8-12 semanas.

 # Ciclo 3: Oxandrolona (moderado): de 15-20 mg/dia (2 ou 3 tomadas), por 8-12 semanas.

 # Ciclo 4: Estanozolol (moderado): de 15-20 mg/dia (2 ou 3 tomadas), por 8-12 semanas.

 # Ciclo 5 (Moderado): Oxandrolona de 5-10 mg ao dia (1 ou 2 tomadas) + 1 aplicação de **Deca-Durabolin** (25 mg/mL) a cada 15 ou 20 dias, por 8-12 semanas.

 # Ciclo 6 (Moderado): Estanozolol de 5-10 mg ao dia (1 ou 2 tomadas) + 1 aplicação de **Deca-Durabolin** (25 mg/mL) a cada 15 ou 20 dias, por 8-12 semanas.

 # Ciclo 7 (Forte): Oxandrolona de 10-20 mg ao dia (2 ou 3 tomadas) + 1 aplicação de **Deca-Durabolin** (25 mg/mL) a cada 10 ou 15 dias, por 8-12 semanas.

 # Ciclo 8 (Forte): Oxandrolona de 15-20 mg ao dia (2 ou 3 tomadas) + 1 aplicação de **Deca-Durabolin** (25 mg/mL) a cada 7 ou 10 dias, por 8-12 semanas.

Considerações Finais

Como já ressaltado no início deste capítulo, as informações fornecidas são exemplos ilustrativos do que é comumente observado na prática do uso de EAA por motivos de estética e/ou desempenho esportivo. Assim, apesar de aparentemente existirem ciclos "mais seguros", não devem servir como um guia prático de uso. As informações, em sua maioria, provém de fontes de informação sem crivo científico, e muitos dos usos e/ou combinações apresentados nunca foram testados em estudos com bom desenho metodológico.

Referências

Becker B. Anabolic Steroids: A concise guide. 1st ed. Amazon Digital Services LLC, 2016.

Clapp B. Anabolic Steroids: ultimate research guide (1st vol.). Anabolic Information LLL, 2005.

Complete Steroid Handbook, 1st ed., 2004. Disponível em: <www.hardcorebodybuildingontheweb.com>. Acesso em: 14 abr 2018.

GuimarãesWM.Musculaçãoanabolismototal.9.ed.EditoraPhorte,2000.

Haluch D. Hormônios no fisiculturismo (história, fisiologia e farmacologia. Editora Letras Contemporâneas, Florianópolis, Brasil, 2017.

King J. The Big Book of Steroids: An unbiased look at the world of Performance Enhancing Drugs. 1st ed. Amazon Digital Services LLC, 2016.

Llewellyn W. Anabolics. 11th ed. Molecular Nutrition, 2017.

Capítulo 7

TPC – Terapia pós-ciclo

Após o uso de EAA por um determinado tempo (ou seja, um "ciclo"), é comum a prática de utilização de determinadas substâncias e/ou medicamentos como auxiliares da restauração de parâmetros fisiológicos, redução ou parada de potenciais efeitos adversos que tenham ocorrido. Apesar de os EAA não serem drogas consideradas como aditivas, o uso continuado em doses suprafisiológicas suprime (mecanismo de *feedback* negativo) a síntese endógena de testosterona (ver **figura 3.1**).

O objetivo principal da TPC, como dito acima, é a restauração de produção da testosterona endógena até níveis fisiológicos, e evitar o chamado "*crash*" (choque) pós-ciclo. O "*crash*" é um estado semelhante ao estado hipogonádico, sendo comum sinais e sintomas como: **1)** Perda de massa muscular; **2)** queda de energia e disposição física; **3)** depressão; **4)** queda de libido; **5)** queda da função sexual (piora do padrão e latência de ereções).

Ao que parece, a supressão da produção endógena de testosterona é um fenômeno tipicamente temporário e, sendo assim, mesmo sem nenhuma assistência após um ciclo, em semanas ou meses é naturalmente restaurada. No entanto, um problema a ser pontuado é que o tempo de recuperação da produção endógena de testosterona até que esta atinja níveis adequados (fisiológicos) é variável e pode ser bastante longo. Por isso, historicamente, muitos atletas e fisiculturistas adotam a TPC, para restauração mais rápida do funcionamento normal do eixo hipotálamo-hipófise-gônadas.

A recuperação assistida (TPC) pode ter tempo variável, e esta depende em grande parte da duração do ciclo de EAA realizado anteriormente, bem como da quantidade utilizada, além das drogas escolhidas como auxiliares de recuperação. Segundo Moretti E. e cols. (2007), a tendência de recuperação mais rápida ocorre principalmente quando:

1) em indivíduos mais jovens (em geral com maior reserva funcional e plasticidade testicular); 2) quanto maior o nível de testosterona pré--ciclo; 3) conforme menor foi a duração e quantidade de drogas utilizadas no ciclo anterior.

Um estudo de Mauss J. e cols. (1975) realizou em sete jovens saudáveis (20-27 anos) 21 semanas consecutivas de aplicação de 250 mg de Enantato de Testosterona (Testoviron), e após isso, avaliaram-se as dosagens de testosterona total e gonadotrofinas (LH). Como resultados (iniciando as medidas uma semana após a última aplicação de 250 mg de Testoviron) os autores observaram que da semana 1 à 5, por causa da cessação das aplicações, a concentração de testosterona total declinou progressivamente. Esses níveis permaneceram estáveis (com leve aumento) da semana 5 à 10, e após a décima semana os níveis subiram progressivamente até níveis fisiológicos.

Com relação ao LH (hormônio luteinizante), que promove estímulos testiculares para produção endógena de testosterona quando estes declinam (ver **figura 3.1**), seus níveis aumentaram progressivamente da semana 1 até a semana 10, mantendo maior estabilidade após isso (momento em que ocorreu a parcial normalização da concentração sanguínea de testosterona total). Ou seja, no estudo em questão, pela quantidade e tempo utilizados, e por se tratar de pacientes jovens, em aproximadas 10 semanas houve correção do funcionamento do eixo hipotálamo-hipófise-gônadas.

Para que possamos entender melhor o raciocínio por detrás da TPC e sua potencial eficácia, faz-se necessário compreender um esboço da dinâmica hormonal durante o ciclo de EAA e também no pós--ciclo **(figura 7.1)**.

A concentração sérica de testosterona varia ao longo do dia, e dos dias, mantendo em média uma constante desses intervalos de variação, e certamente entre os níveis fisiológicos superiores (a partir do qual ocorreria a inibição do eixo HHG) e inferiores (a partir do qual apareceriam sinais e sintomas clínicos).

A partir do momento que um indivíduo inicia um ciclo de EAA, especialmente com medicamentos injetáveis, progressivamente (até atingir uma concentração sérica mais estável de ação do medicamento) os níveis de testosterona se elevam e há no organismo o detectar de níveis suprafisiológicos e a consequente inibição do eixo HHG. Assim, a produção endógena de testosterona cai progressivamente. Como esse estímulo inibitório se mantém segundo o tempo de uso do ciclo de EAA, também a produção endógena de testosterona fica em níveis muitas vezes abaixo do infrafisiológico, se mantendo assim até um estímulo de produção novamente (dado em geral pela detecção de níveis muito baixos de testosterona sérica).

Figura 7.1 – TPC (Terapia pós-ciclo) e a dinâmica hormonal durante e após um ciclo de EAA.

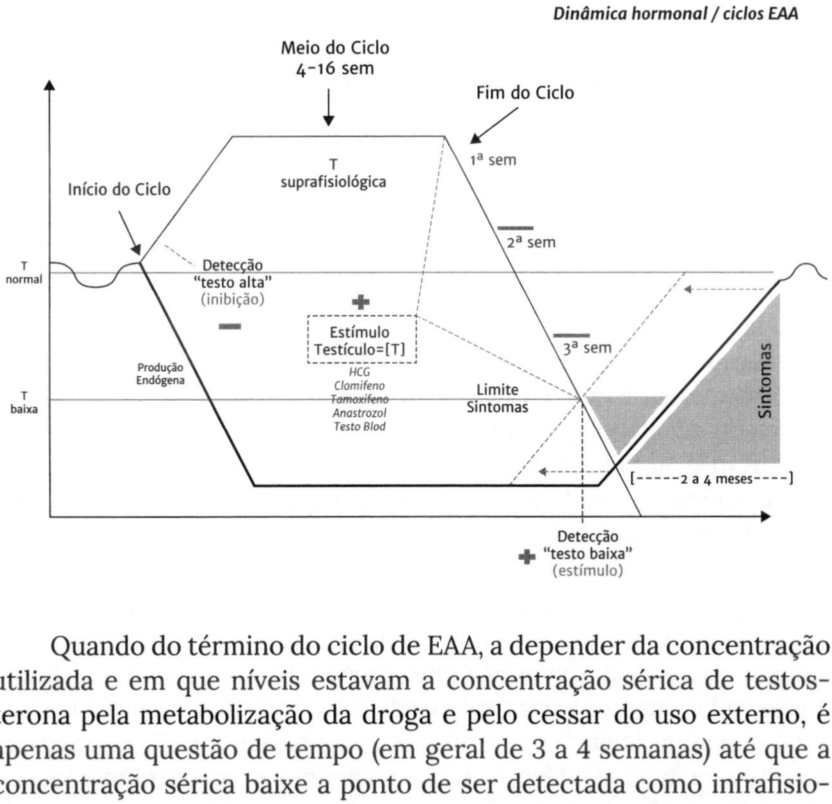

Quando do término do ciclo de EAA, a depender da concentração utilizada e em que níveis estavam a concentração sérica de testosterona pela metabolização da droga e pelo cessar do uso externo, é apenas uma questão de tempo (em geral de 3 a 4 semanas) até que a concentração sérica baixe a ponto de ser detectada como infrafisiológica, e a partir daí gerar estímulos para a produção de gonadotrofinas e testosterona.

Alguns estudos (apresentados acima) e a prática clínica nos mostram que a partir do momento de início de sintomas, associados à baixa concentração de testosterona, o tempo necessário para o restauro das concentrações séricas fisiológicas de testosterona devido a produção endógena pode ser muito longo (2 a 4 meses, e eventualmente mais). Devido aos sintomas da baixa de testosterona, muitos usuários acabam retornando ao uso de EAA (o que rapidamente melhora os sintomas), e infelizmente, acabam utilizando EAA de forma continuada a partir de então. Costumo dizer que nesses casos o indivíduo faz um único ciclo de EAA por ano, o ano todo (365 dias em ciclo).

Assim, a partir da primeira semana, em geral se inicia a TPC (relatos de evidências empíricas, mostram a utilização de medicamentos para "estímulo" do eixo HHG, já nas últimas semanas antes do fim do ciclo de EAA) com o intuito de acelerar o processo de produção endógena de testosterona, suprimindo ou reduzindo o tempo e a magnitude dos sintomas de baixa testosterona. Um fato a ser observado é que a partir do momento de detecção de "testosterona baixa", a concentração já estará, em geral, infrafisiológica, e o início da produção endógena não se dá de imediato, acontecendo um "*delay*" (atraso), potencialmente aumentando ainda mais o tempo de sintomas da recuperação não assistida.

Então, entre a 1ª e a 4ª semana alguns medicamentos, como HCG, Citrato de Clomifeno, Tamoxifeno, Anastrozol (veremos algumas mais detalhadamente adiante neste capítulo) são utilizados como adjuvantes estimulatórios do restauro do eixo HHG. Nesse momento, também com frequência, é utilizada a reposição transdérmica de testosterona-base (em gel alcoólico – Androgel® ou em veículo oleoso – em geral Pentravan® ou Inderm®).

Com isso, o objetivo, como já dito, é que o eixo HHG retorne ao seu funcionamento normal, o mais rápido possível, para que se evite os sintomas do "*crash*" pós-ciclo de EAA.

Segundo Moretti E. e cols. (2007), para a verificação do que realmente está ocorrendo com os hormônios (testosterona, estrogênio), e como está o atual funcionamento do eixo HHG, faz-se necessário a dosagem bioquímica sérica através de exames laboratoriais. Estes, em geral deveriam incluir um perfil hormonal básico (LH, FSH, testosterona total e livre, SHBG, estradiol, prolactina), e um perfil metabólico associado (avaliação de perfil glicêmico e lipídico, função renal e hepática e perfil hematológico).

Para o diagnóstico laboratorial de baixa testosterona, pode-se utilizar o que foi proposto sobre a DAEM (Deficiência Androgênica do Envelhecimento Masculino – Anawalt B. D., 2012), além disso, recomenda-se a dosagem sanguínea, que é considerada "normal" quando acima de 12 nmol/L (346 ng/dL), e "baixa" quando abaixo de 8 nmol/L (231ng/dL). Para a DAEM, os valores entre 8 e 12 nmol/L seguem critérios clínicos de sinais e sintomas para opção ou não pela TRT (Terapia de Reposição de Testosterona).

O objetivo de uma TRT, o que equivaleria a TPC de um estado hipogonádico pós-ciclo de EAA, é fazer com que os níveis de testosterona se igualem aos de indivíduos jovens, em torno do valor médio dos limites superiores e inferiores de normalidade (em geral em torno de 500-600 ng/dL) (**figura 7.2**). No entanto, se faz óbvio que a capacidade anabólica com níveis normais de testosterona sejam menores que no momento de uso durante o ciclo.

Figura 7.2 – Objetivos pretendidos de concentração de testosterona com a TPC/TRT.

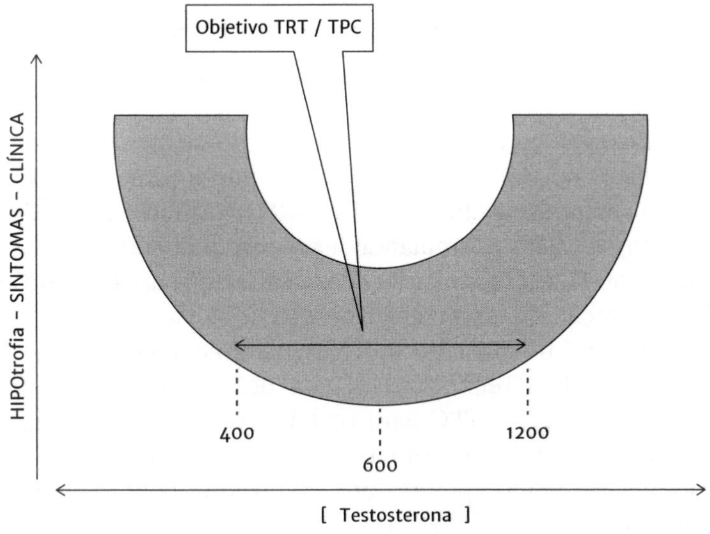

Drogas comumente utilizadas na TPC:

- HCG: Gonadotrofina Coriônica Humana

Droga bastante utilizada para tratamentos envolvendo a fertilidade, é um mimético da ação do LH, considerada por alguns como fundamental para restauro do eixo hormonal. Após um ciclo de EAA o testículo pode sofrer redução do volume das células de Leydig, que ocupam apenas perto de 10% do volume testicular (por isso a avaliação visual e palpatória feitas de forma isolada podem não ser tão fidedignas, pela redução testicular ser mínima em alguns casos).

Assim, o HCG é utilizado em geral nas 2 ou 3 primeiras semanas, em altas doses, ou então são utilizados como medicação de "resgate" após falha de intervenção inicial (uso de Citrato de Clomifeno, Tamoxifeno, etc.), sendo que em ambos os casos o objetivo é a manutenção do trofismo testicular e o retorno mais rápido do funcionamento adequado do eixo hormonal. O uso como medicação de resgate visa evitar a superutilização do HCG (alta dose, longo período) e assim evitar a alteração do mecanismo fino de regulação da sensibilidade testicular ao hormônio.

SERM - (Selective Estrogen Receptor Modulator - Modulador Seletivo do Receptor de Estrógeno):

Drogas de utilização comum na TPC, que possuem a finalidade de retirar o *feedback* negativo do estrogênio no hipotálamo, atuando na promoção do aumento de liberação de GnRH (Hormônio Liberador de Gonadotrofina), e assim estimulando a hipófise a liberar LH, que por sua vez atuará ao nível testicular (células de Leydig) para promoção de produção e secreção de testorterona.

Nesse sentido, uso isolado e prolongado (acima de 30 dias) do Tamoxifeno (Nolvadex/Tecnotax) (em geral de 10-20 mg) pode não ser uma estratégia efetiva na TPC para restauro do eixo hormonal, pois não estimula diretamente os aumentos de LH, Testosterona e o trofismo testicular, atuando apenas como adjuvante na ação de outros medicamentos (ex. HCG, Citrato de Clomifeno- CC). Como o estrogênio contribui para o comportamento sexual (libido), a utilização de altas dosagens de Tamoxifeno pode gerar redução exagerada desse hormônio e, assim, contribuir para aparecimento e/ou manutenção de sintomas clínicos durante a TPC.

Liel Y. e cols. (2016) publicaram um estudo de série de casos (18 homens, idade média de 44,3 anos; variando de 21 a 67 anos) de hipogonadismo hipogonadotrófico em que foram utilizados o CC (doses entre 25 mg 3×/semana, até 50 mg/diário) com o objetivo de aumento de testosterona e redução de sintomas. Os autores descrevem que após 6-8 semanas do início do tratamento com CC, em todos os pacientes houve aumento estatisticamente significante dos níveis de LH e de testosterona total, com 67% dos pacientes referindo melhora de sintomas. Com apenas um caso de sensibilidade mamária após o uso, concluíram que o uso do CC em casos de hipogonadismo, onde ainda há reserva de funcionamento testicular, é uma alternativa conveniente e eficiente a ser utilizada como alternativa a TRT.

Pesquisadores brasileiros liderados por Marconi M. (2016) realizaram um estudo utilizando CC como forma de tratamento do hipogonadismo de início tardio (*Late Onset Hypogonadism*) em 27 pacientes. O objetivo principal do estudo foi averiguar se o uso de CC por um período seria suficiente para manter os níveis de testosterona de forma prolongada após a parada de utilização. Assim, o protocolo de tratamento foi a administração oral de 50 mg de CC diário, por 50 dias, e após 3 meses (90 dias) da parada de utilização avaliar laboratorialmente os níveis de testosterona total. Como resultados houve aumento significante dos níveis de testosterona após o uso por 50 dias, e em 90 dias os níveis de 78% dos pacientes retornaram aos valores basais. Em 22% dos pacientes, mesmo após 3 meses sem uso de CC, os níveis de testosterona total se mantiveram dentro dos limites recomendados (acima de 11 nmol/L).

Chandrapal J. C. e cols. (2016) avaliaram a segurança do uso prolongado de CC (média de tempo de 358 dias), utilizados para tratamento de hipogonadismo, infertilidade ou ambos, por 77 homens com idade média de 34 anos (22 a 51 anos). Os pacientes foram acompanhados no período descrito, com média de 4 visitas ao médico por ano, utilizando CC 50 mg diário, ou CC 50 mg em dias alternados. Parâmetros laboratoriais foram mensurados antes do início e após o período de utilização do CC. Houve aumento significante dos níveis de testosterona total e livre, com concomitante redução de sintomas (avaliada por questionário), porém mantendo níveis de estradiol, PSA (antígeno prostático específico - marcador de alteração prostática) e hematócrito (concentração de glóbulos vermelhos) dentro dos limites considerados normais. Como o número e a intensidade de efeitos adversos não foi importante, os autores concluíram que o uso de CC é um tratamento seguro, mesmo em tempo prolongado, e eficiente em aumentar os níveis de testosterona sem aumentar outros parâmetros indesejáveis. Por fim, sugerem em jovens utilizando CC uma visita ao médico a cada 3-6 meses para checagem de potenciais sintomas e avaliação laboratorial anual.

Em 2016, McBride J. A. e Coward R. M. publicaram no *Asian Journal of Andrology* um artigo de revisão a convite dos editores sobre a recuperação da espermatogênese após o uso da TRT ou de EAA. Foram mapeados diversos estudos que utilizaram HCG e FSH em indivíduos hipogonádicos, medindo como desfecho a recuperação da espermatogênese e da taxa de gravidez.

Segue na tabela abaixo (**tabela 7.1**), sumarizando diversos estudos, a variação de doses encontrada pelos autores como protocolo de tratamento (recuperação da espermatogênese) no hipogonadismo.

Tabela 7.1 – Amplitude de variação de dosagens e frequência semanal de HCG e FSH, utilizados em pacientes hipogonádicos para restauro da espermatogênese.

HCG (UI)	Frequência semanal	FSH (UI)	Frequência semanal	Número de pacientes	Duração em meses	Recuperação da espermatogênese (%)	Taxa de Gravidez (%)
1000-5000	1-3	75-400	2-3	28-87	3-144	44-100	50-72

No mesmo sentido, para restauro da espermatogênese após uso de EAA ou testosterona exógena, as doses mapeadas pelos autores, como sendo comum de serem observadas na prática, são apresentadas abaixo na **Tabela 7.2.**

Tabela 7.2 – Agentes farmacológicos comumente utilizados para manutenção e/ou restauro da espermatogênese após utilização de EAA ou testosterona exógena.

Medicação	Dose de Manutenção	Dose de Restauro	Terapia combinada	Considerações de dosagens
Análogos da Gonadotrofina HCG	500-2500 UI 2×/sem. 500 UI dias alternados	3000 UI dias alternados 10000 UI 3×/sem. 1000-3000 UI 3×/sem.	SIM, com FSH, SERM, IA	Regular a dose segundo a resposta de testosterona
FSH recombinante	-	75 UI diário 150 UI 3×/sem. 75-150 UI 3×/sem.	SIM, com HCG	Tipicamente se inicia com ou adiciona-se HCG, e titula a dosagem a cada 3 meses segundo níveis de testosterona

continua ...

continuação

Medicação	Dose de Manutenção	Dose de Restauro	Terapia combinada	Considerações de dosagens
SERM Citrato de Clomifeno	25 mg diário ou 50 mg dias alternados	50 mg 3×/sem. 25-50 mg dias alternados 100 mg diário	SIM, com HCG	Regular a dose segundo níveis de testosterona e monitoração de parâmetros do sêmen
Enclomifeno	12,5-25 mg diário	25 mg diário	-	Em fase de aprovação FDA
IA (Inibidor de Aromatase) Anastrozol	-	1 mg diário	SIM, com HCG	Útil quando relação testosterona/ estrogênio < 10:1
Letrosol	-	2,5 mg diário	-	Cuidados com possível hepatotoxicidade e risco de tromboembolismo pulmonar

Presente na última versão do livro *Anabolics* (11. ed., 2017), está uma modificação do protocolo do Dr. Michael Scally, que é autor de diversos trabalhos científicos envolvendo uso de EAA, e segue na **tabela 7.3.**

Tabela 7.3 – Protocolo modificado de Scally M. C. (*Anabolics*, 11th ed., 2017) para restauração do eixo hipotálamo-hipófise-gonadal, após uso de EAA.

Agente farmacológico	Dias de utilização (Terapia pós-ciclo)
HCG	20
Citrato de Clomifeno	30
Tamoxifeno	45

O Protocolo modificado de Scally aborda ainda o tempo em que deve ser iniciada a TPC após o término do ciclo de EAA, e este guarda relação com a dosagem utilizada durante o ciclo, como segue abaixo na **tabela 7.4.**

Tabela 7.4 – Protocolo modificado de Scally M. C. (*Anabolics*, 11th ed., 2017) para início da TPC visando restauração do eixo hipotálamo-hipófise-gonadal, após uso de EAA.

Tipo de EAA utilizado	Início da TPC
Cipionato/Enantato	3-7 dias da última aplicação (200 mg/sem.)
Cipionato/Enantato	10-14 dias da última aplicação (500 mg/sem.)
Decanoato de Nandrolona	10-14 dias da última aplicação (200 mg/sem.)
Decanoato de Nandrolona	18-21 dias da última aplicação (500 mg/sem.)

Como não há um consenso de como deve ser a utilização de diferentes agentes farmacológicos, bem como a sua combinação de doses e tempo, em especial após o uso de EAA, algumas informações empíricas (vindas da prática, da experimentação, feita por fisiculturistas) são também observadas como possíveis usos terapêuticos eficazes ao propósito.

Segue abaixo um exemplo de ciclo de EAA (12 semanas) seguido de TPC (4 semanas), realizado por um fisiculturista e publicado em 2014 no periódico científico *Fertility and Sterility*, por Rahnema C. D. e cols. A ser observado, a TPC tem extensão de 8 semanas e se inicia na nona semana (faltando ainda 4 semanas para o fim do ciclo de EAA) seguindo até a 16ª semana.

Exemplo de Ciclo de EAA seguido de TPC:

▶ **Semana 1:**
Cipionato de Testosterona (500 mg/sem.)
Decanoato de Nandrolona (500 mg/sem.)
Metadienona (Dianabol) (25 mg/dia.)

▶ **Semanas 2-4:**
Cipionato de Testosterona (750 mg/sem.)
Decanoato de Nandrolona (500 mg/sem.)
Metadienona (Dianabol) (25 mg/dia)

▶ **Semanas 5-8:**
Cipionato de Testosterona (1000 mg/sem.)
Decanoato de Nandrolona (500 mg/sem.)
Metadienona (Dianabol) (50 mg/dia)

▶ **Semanas 9 e 10:**
Cipionato de Testosterona (1000 mg/sem.)
Decanoato de Nandrolona (500 mg/sem.)
HCG (500UI/2-3 dias)
Anastrozol (0,25 mg/dia)

▶ **Semana 11:**
Cipionato de Testosterona (750 mg/sem.)
Decanoato de Nandrolona (500 mg/sem.)
HCG (500UI/2-3 dias)
Anastrozol (0,25 mg/dia)

▶ **Semana 12:**
Cipionato de Testosterona (500 mg/sem.)
Decanoato de Nandrolona (500 mg/sem.)
HCG (500UI/2-3 dias)
Anastrozol (0,25 mg/dia)

▶ **Semana 13:**
Citrato de Clomifeno (200 mg/dia)
Tamoxifeno (40 mg/dia)

▶ **Semana 14:**
Citrato de Clomifeno (100 mg/dia)
Tamoxifeno (40 mg/dia)

▶ **Semanas 15 e 16:**
Citrato de Clomifeno (50 mg/dia)
Tamoxifeno (20 mg/dia)

Ainda no estudo de Rahnema C. D. e cols., os autores apresentam um algoritmo de tratamento da insuficiência androgênica (baixa de testosterona) sintomática, como segue:

1) Após a parada de uso de EAA, realizar as dosagens laboratoriais hormonais para estabelecimento dos níveis hormonais. Iniciar TRT (testosterona base, em gel ou creme) associado a um SERM (ex. Citrato de Clomifeno), por 4 semanas.

2) Checar exames laboratoriais (4ª semana) e continuar SERM. Se a resposta do aumento dos níveis de testosterona for baixa, adicionar HCG 1000-3000 UI, 3×/semana.

3) Checar exames laboratoriais (8ª semana), e na 10ª semana reduzir a dose do SERM em 50% (metade da dose), mantendo até a 12ª semana.

4) Da 12ª semana até a 16ª semana manter a dose do SERM (50% da dose inicial) até os níveis desejados de testosterona serem atingidos.

Considerações Finais:

O tratamento do hipogonadismo e do restauro da espermatogênese já foi bem descrito em diversos ensaios clínicos publicados sobre a eficácia da utilização de HCG, SERM, FSH recombinante e IA. Assim, por evidências indiretas que permitem a validade externa, já foi também documentada a utilização dos referidos agentes farmacológicos no tratamento do estado hipogonádico após um ciclo de EAA.

No entanto, em se tratando do EAA utilizado para fins estéticos e de desempenho (não recomendado pelas entidades esportivas e de saúde), muitas informações para restauro do eixo hormonal após um ciclo de EAA são provenientes de fontes empíricas, ou seja, vindas da autoexperimentação (tentativa e erro), carecendo de estudos bem delineados para melhor esclarecimento da efetividade das condutas adotadas.

Referências:

Anawalt BD, Hotaling JM, Walsh TJ, Matsumoto AM. Performance of total testosterone measurement to predict free testosterone for the biochemical evaluation of male hypogonadism. J Urol. 2012 Apr;187(4):1369-73.

Chandrapal JC, Nielson S, Patel DP, e cols. Characterising the safety of clomiphene citrate in male patients through prostate-specific antigen, haematocrit, and testosterone levels. BJU Int. 2016 Dec;118(6):994-1000.

Liel Y. Clomiphene citrate in the treatment, of idiopatic or functional hypogonadptrophic Hypogonadism, in men: a case series and review of literature. Endocr Pract. 2017 Mar;23(3):279-287.

Llewellyn W. Anabolics 11th ed. Editor Molecular Nutrition, 2017.

Marconi M, Souper R, Hartmann J, e cols. Clomiphene citrate treatment for late onset hypogonadism: rise and fall. Int Braz J Urol. 2016 Nov-Dec;42(6):1190-1194.

Mauss J, Borsch G, Richter E, et al. Effect of long-term testosterone oenanthate administration on male reproductive function: Clinical evaluation, serum FSH, LH, Testosterone and seminal fluid analysis in normal men. Acta Endocrinol 78(1975)373-84.

McBride JA, Coward RM. Recovery of spermatogenesis following testosterone replacement therapy or anabolic-androgenic steroid use. Asian J Androl. 2016 May-Jun;18(3):373-80.

Moretti E, Collodel G, La Marca A, Piomboni P, Scapigliati G, Baccetti B. Structural sperm and aneuploidies studies in a case of spermatogenesis re-covery after the use of androgenic anabolic steroids. J Assist Reprod Genet. 2007;24:195–8.

Rahnema CD, Lipshultz LI, Crosnoe LE, e cols. Anabolic steroid-induced hypogonadism: diagnosis and treatment. Fertil Steril. 2014 May;101(5):1271-9.

Capítulo 8

O *Blast and Cruise*

Como já vimos em outro capítulo, o *Blast and Cruise* se caracteriza pela utilização continuada de EAA, alternando entre períodos de "baixas" doses (OFF *cycle*, período de potencial perda de Massa Muscular - MM) e altas doses (ON *cycle*, período objetivando ganhos de Massa Muscular - MM). No entanto, as altas como as tidas baixas dosagens utilizadas permanecem em níveis suprafisiológicos por todo o período, tanto no *Blast* como no *Cruise*. **(figura 8.1)**

Figura 8.1 – Doses de testosterona (suprafisiológicas) durante o *BLAST* and *CRUISE*.

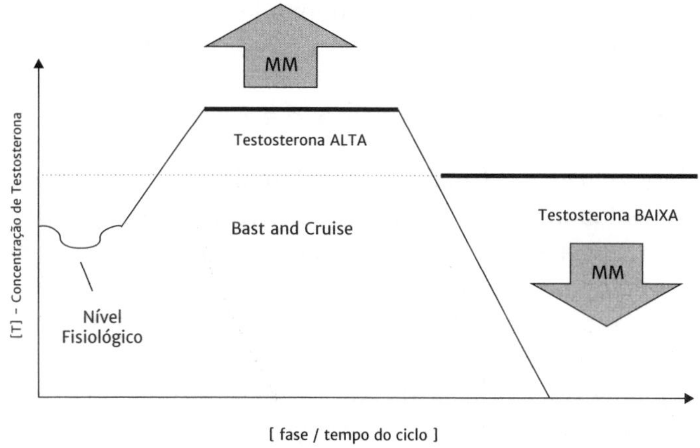

Dessa forma, os estímulos inibitórios gerados pela testosterona administrada exogenamente permanecem ativos ao nível cerebral, hipotalâmico e hipofisário, fazendo com que o eixo Hipotálamo-Hipofisário-Gonadal permaneça constantemente inibido, e assim não permitindo que seja realizada a produção natural de testosterona endógena (**ver capítulo 3, figura 1**).

Dos objetivos desse uso continuado de testosterona, podemos destacar: 1) manter os ganho do Ciclo (blast); 2) manutenção e regulação da saúde; 3) contornar o platô (estabilidade de ganhos ao redor de 10-12 semanas, como visto no capítulo 4, **figuras 4 e 5**); 4) evitar perda de custo-benefício (financeiro; de poucos ganhos; de saúde). Veremos a seguir cada um em separado:

1) Manter os ganhos do ciclo (*blast*):

Vale lembrar que o *blast* é diferente de uma TRT (terapia de reposição hormonal), que visa a regulação do bem-estar e função sexual em pessoas com hipogonadismo, seja ele decorrente do envelhecimento ou quando em uma TPC.

O apelo, ou justificativa, para o uso de testosterona em níveis suprafisiológicos do *blast* é que não seria possível manter os ganhos de grande volume de massa muscular adquiridas e ao mesmo tempo manter um percentual de gordura mais baixo. Comumente se utiliza uma testosterona isolada como base (ex. Cipionato ou Enentato - 200 a 300 mg por semana), e tende-se a evitar drogas que sejam mais hepatotóxicas ou alterem os lípides plasmáticos, como os 17-alfa-alquilados, visto ser fase também de regulação e restauro da saúde. As doses utilizadas variam muito de usuário a usuário, a depender da sua experiência e da dose utilizada no *blast* (em geral de 1/4 a 1/5 da dose total utilizada).

2) Manutenção e regulação da saúde:

Durante o *cruise* é frequente o achar de alterações clínicas e/ou de exames laboratoriais bioquímicos, devido ao tempo de uso de EAA por algum período. Por exemplo, dada a aromatização (conversão da testosterona para estradiol) devido ao uso de alguns EAA específicos, durante o *blast* os níveis estrogênicos podem estar elevados, e, assim, ainda permanecerem altos durante o *cruise*. Mas esses níveis podem também estar normais (ou baixos, mais infrequentemente) pela redução da aromatização devido a redução das doses de testosterona utilizadas no *blast*. Por isso que são utilizados os inibidores da enzima aromatase durante o *blast* com sua manutenção em doses mais baixas durante o *cruise*.

Poderíamos citar diversas outras possíveis alterações e, assim, seria recomendável então a verificação de alguns parâmetros de avaliação em saúde como o perfil lipídico (excesso calórico e em geral de todos os macronutrientes, além do uso de EAA com menor conversão estrogênica), o perfil hematológico (por causa da capacidade hemopoiética, ou seja, de formação de células da linhagem vermelha do sangue, de alguns EAA e o risco de poliglobulia) e o perfil hormonal (eixo hipotálamo-hipófise-gonadal, função tireoidea, etc.).

3) Contornar o platô (estabilidade dos ganhos no *blast*):

Nesse quesito é importante a adequação de doses para que não sejam muito altas na fase de "manutenção", para que não prejudique o próximo *blast* (necessitando de doses extremamente altas). O objetivo de uma boa adequação de doses, segundo usuários, é para que ela gere uma "quebra" a ser reconhecida pelo organismo como "não estou usando", ao mesmo tempo em que se mantém concentrações mais altas que as suprafisiológicas para manutenção dos ganhos (há o conceito de que doses fisiológicas de testosterona durante um *cruise* não conseguirão ser suficientes para manter os ganhos).

Seria também interessante ajustes na dieta, ou seja, visto que não mais se está na fase de *blast*, reduzir o volume calórico e dar atenção a redução de excessos de carboidratos simples e gorduras saturadas. Em similaridade, ajustes no treino, com sessões menos intensas, mais regenerativas, variação de estímulos.

4) Evitar perda de custo-benefício (financeiro; de poucos ganhos; de saúde)

Por incrível que pareça, em se tratando de drogas comparativas, estas são mais caras no mercado paralelo do que no mercado lícito. Vende-se a facilidade de diferentes drogas não encontradas no mercado lícito e também a não necessidade de receita, ficando *a la carte* e sem questionamento, e a cargo do usuário o planejamento do ciclo. Assim, manter um uso de altas quantidades de drogas pode ser pesado em alguns orçamentos. Como vimos no capítulo 4, (**figuras 4 e 5**), a manutenção de doses altas acaba não sendo benéfica para o peso e a saúde em prazo além de 10-12 semanas, e aumentá-las não gerará mais ganhos de peso expressivos e incrementará o risco de efeitos adversos.

O tempo de *cruise*, em geral, varia entre 4 a 8 semanas, mais comum entre 6-8 semanas, e alguns colocam que deveria ser por tempo igual ao *blast*. Nesse período, visando não deixar o eixo-hipotálamo-hipófise-gônadas sem estímulos, drogas como o HCG (Gonadotrofina Coriônica Humana), o Citrato de Clomifeno e o Proviron são utilizados. Os dois primeiros para melhora do estímulo testicular via LH e redução da inibição hipotalâmica do estrogênio, e o último (Proviron), para aumento da testosterona livre via ligação com o SHBG ligado à testosterona.

Abaixo, segue um exemplo relatado como real, de um atleta, contido no livro do Dudu Haluch (recomendo comprar e ler o livro sobre hormônios no fisiculturismo, seguir nas redes sociais e acompanhar o trabalho – referência do livro no fim do capítulo).

1) BLAST (ciclo para competição):
- 700 mg de Propionato de Testosterona/semana
- 450 mg de Trembolona/semana
- 400 mg de Masteron/semana
- 2,5 mg de Letrozol/em dias alternados
- 60 mg de Efedrina/1× ao dia

2) CRUISE (pós preparação competivita):
- 400 mg de Cipionato de Testosterona/semana
- 50 mg de Masteron/em dias alternados
- 1 mg de Anastrozol/1× ao dia
- 20 mg de Tamoxifeno/1× ao dia

Ainda no mesmo livro que recomendei, está contido um exemplo de "*Blast and Cruise*", que segue abaixo:

1) BLAST (10 semanas)
- 800 mg de Cipionato de Testosterona/semana
- 600 mg de Decanoato de Nandrolona/semana

2) CRUISE (8 semanas)
- 300 mg de Cipionato de Testosterona/

3) BLAST (Pré competição – 12 semanas)

Todas as semanas (1-12)
- 500 mg de Acetato de Trembolona/semana

- 4 UI de GH/dia

Semanas 1-6
- 800 mg de Cipionato de Testosterona/semana

Semanas 7-12
- 400 mg de Cipionato de Testosterona/semana
- 500 mg de Masteron/semana

Como já dito anteriormente, uma das ideias do CRUISE era manter e/ou restaurar níveis de saúde, utilizando testosterona em doses mais "baixas", no entanto as doses tidas como baixas, em geral são suprafisiológicas. Alguns mais comedidos tentam utilizar a testosterona pensando na semelhança com uma TRT, utilizando uma aplicação (em geral de enantato, cipionato ou propionato, de 200-300 mg) entre 2-4 semanas, mas isso pode não funcionar exatamente como uma TRT, como segue abaixo na **figura 8.2**:

Figura 8.2 – Comportamento dos níveis de testosterona após aplicação de 250 mg de Enantato de Testosterona entre 2-4 semanas.

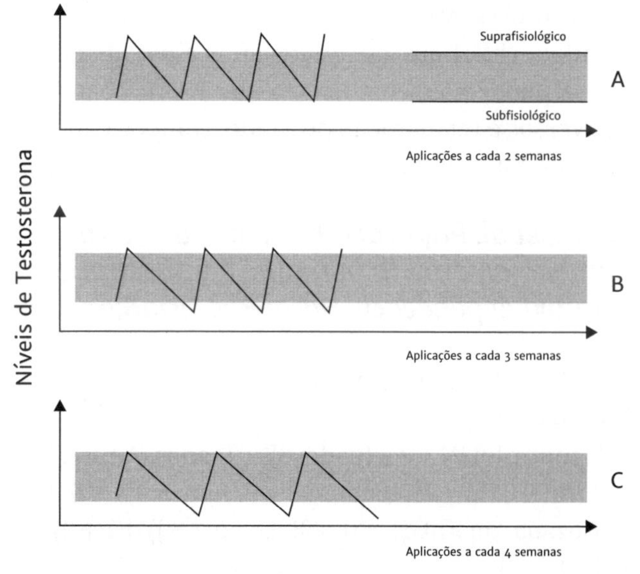

Adaptado de: Snyder PJ *et al.* (1980) Treatment of male hypogonadism with testosterone emanthate. *J Clin Endocrinal Metab* 51: 1335-1339

Segundo mostra a figura, a cada aplicação, em especial a cada 2 ou 3 semanas, tende a fazer com que as concentrações subam a níveis suprafisiológicas, mantendo assim os estímulos inibitórios referentes à produção endógena de testosterona. As aplicações, quando em concentrações mais elevadas (suprafisiológicas), aumentam também a DHT e o Estradiol (pela característica da testosterona, androgênica e estrogênica), podendo não reduzir os efeitos adversos do BLAST.

A cada quatro semanas, embora o pico tenha ficado no limite fisiológico, o tempo entre as aplicações faz com que os níveis de testosterona caiam para níveis subfisiológicos (aparecimento de sintomas relacionados a baixa testosterona). Assim, como dose que seria mais adequada, evitando concentrações acima e abaixo dos limites fisiológicos, Snyder e cols. (1980) propuseram a utilização de Enantato de Testosterona nas doses de 200 mg a cada duas semanas, ou 300 mg a cada três semanas.

Alguns pesquisadores investigaram os benefícios potenciais do hormônio de crescimento humano recombinante (rhGH) em atletas, e declararam em suas conclusões que há sugestão que o rhGH aumenta desempenho, e, além disso, se "ciclados" em baixas doses não é nem de perto perigoso como a WADA (*World Anti Doping Agency*) afirma ser.

Dentre os autores, Michael R. Graham conduziu uma série de estudos utilizando o rhGH em indivíduos após a parada de uso de EAA (chamado de dependência/abstinência aos EAA), visando à redução dos efeitos adversos e restauração de saúde, composição corporal, desempenho e bem-estar, e seguem abaixo em formato descritivo:

1) Graham MR, et al. Physical effects of short-term recombinant human growth hormone administration in abstinent steroid dependency. Horm Res. 2008;69(6):343-54.

- Usuários de EAA abstinentes (N = 48)
- rhGH por 6 dias
- Grupo 1 (controle) (N = 24, Idade: 32 ± 11 anos, Altura: 1,8 ± 0,06 m)
- Grupo 2 (rhGH) (N = 24, Idade: 32 ± 9, Altura: 1,8 ± 0,07 m)
- Dose utilizada de rhGH : 0,058 UI.kg (--1).dia (-1) à (70 kg = aprox. 4 UI/dia)

Medidas realizadas no estudo:

Antropometria/Força/Potência/Vo2 de pico/ Exames bioquímicos

Resultados:

> **Aumento:** Força muscular/Potência muscular/Vo2 pico/nível de IGF-1/Proteínas totais sanguíneas/Massa magra

> **Redução:** % de gordura/níveis de TSH/níveis de T4

2) Graham MR, et al. Recombinant human growth hormone in abstinent androgenic-anabolic steroid use: psychological, endocrine and trophic factor effects. Curr Neurovasc Res. 2007 Feb;4(1):9-18.

- Usuários de EAA abstinentes (N = 48)
- rhGH por 6 dias
- Grupo 1 (controle) (N = 24, Idade: 32 ± 11 anos, Altura: 1,8 ± 0,06 m)
- Grupo 2 (rhGH) (N = 24, Idade: 32 ± 9, Altura: 1,8 ± 0,07 m)
- Dose utilizada de rhGH : 0.058 UI.kg(-1).dia(-1) à (70kg = aprox 4 UI/ dia)

Medidas realizadas no estudo:

Escala padronizada de Ansiedade/Antropometria/Exames bioquímicos

Resultados:

> **Redução:** dos níveis de Ansiedade/dos níveis de Depressão/do % gordura/dos níveis de PCR (proteína C reativa - marcador inflamatório)/dos níveis de TSH e T4

> **Aumento:** da Massa Magra/do IMC (peso em quilos dividido pelo quadrado da altura em metros)/dos níveis de IGF -1

3) Graham MR, et al. Short-term recombinant human growth hormone administration improves respiratory function in abstinent anabolic-androgenic steroid users. Growth Horm IGF Res. 2007 Aug;17(4):328-35.

- Usuários de EAA abstinentes (N = 48)
- rhGH por 6 dias
- Grupo 1 (controle) (N = 24, Idade: 32 ± 11 anos, Altura: 1,8 +/- 0,06 m)
- Grupo 2 (rhGH) (N = 24, Idade: 32 ± 9, Altura: 1,8 ± 0,07 m)
- Dose utilizada de rhGH : 0,058 UI.kg (−1).dia(−1) A (70 kg = aprox. 4 UI/dia)

Medidas realizadas no estudo:

Medidas de capacidade respiratória/Exames bioquímicos

Resultados:

> **Aumento:** VEF 1" (volume expiratório forçado no primeiro segundo)/Pressões inspiratória e expiratória máximas/dos níveis de IGF - 1

> **Redução:** do % de gordura/dos níveis de proteínas totais/dos níveis de albumina

4) Graham MR, et al. Evidence for a decrease in cardiovascular risk factors following recombinant growth hormone administration in abstinent anabolic-androgenic steroid users. Growth Horm IGF Res. 2007 Jun;17(3):201-9.

- Usuários de EAA abstinentes (N = 48)
- rhGH por 6 dias
- Grupo 1 (controle) (N = 24, Idade: 32 ± 11 anos, Altura: 1,8 ± 0,06 m)
- Grupo 2 (rhGH) (N = 24, Idade: 32 ± 9, Altura: 1,8 ± 0,07 m)
- Dose utilizada de rhGH : 0,058 UI.kg (−1).dia (−1) A (70 kg = aprox. 4 UI/dia)

Medidas realizadas no estudo:

Antropometria/Medidas de função cardiovascular/ Exames bioquímicos

Resultados:

> **Aumento**: do IMC/da Massa magra/do Vo2 pico/níveis de IGF-1

> **Redução**: Sódio plasmático/dos níveis de Homocisteína (associado como risco para doenças cardiovasculares)/PCR/níveis de TSH e T4

No entanto, apesar do aumento e redução dos fatores citados, atuando de forma benéfica, outras alterações também foram notadas:

***Aumento** A Frequência cardíaca de repouso/Duplo produto (produto da pressão arterial sistólica pela frequência cardíaca, é uma medida estimada de consumo de energia pelo miocárdio - trabalho cardíaco).

***Redução** A Velocidade e Pico da onda de pulso arterial/ PAS e PAD (pressão arterial sistólica e diastólica, respectivamente) de recuperação.

Por todas as alterações (potencialmente benéficas e potencialmente adversas) citadas acima, os autores concluíram, neste estudo, que o uso de rhGH por um curto período de tempo após abstinência de EAA promove *"melhora na função endotelial e inflamação, mas a longo prazo pode ser danoso para o sistema cardiovascular.*

Considerações finais

O BLAST *and* CRUISE é um uso continuado de testosterona, em doses suprafisiológicas, alternando entre altas e baixas doses, e a evidência de eficácia e segurança é empírica, em especial a longo prazo. No entanto, sabemos que quanto mais tempo de uso e maior a dose, potencialmente maior o risco (ainda desconhecido) a longo prazo. Outras drogas como o rhGH, como apontado nos artigos de Graham e colaboradores, talvez possa servir como potencial agente a ser utilizado entre os BLAST, talvez como substituto, minimizando os riscos potenciais do uso continuado de testosterona. Porém os estudos com rhGH foram de curto período de utilização, e a segurança e eficácia dessa prática (em curto, médio e longo prazo) é ainda desconhecida, devendo ser melhor investigada em estudos futuros.

Referências

Behre HM et al. Pharmacology of testosterone preparations. In Testosterone: Action, Deficiency, Substitution, 405–444 (Eds Nieschlag E and Behre HM) UK: Cambridge University Press, 2004.

Haluch D. Hormônios no fisiculturismo (história, fisiologia e farmacologia). Editora Letras Contemporâneas: Florianópolis, Brasil, 2017.

Snyder PJ et al. Treatment of male hypogonadism with testosterone enanthate. J Clin Endocrinol Metab. 1980;51:1335–1339.

Srinivas-Shankar U, Wu FC. Drug insight: testosterone preparations. Nat Clin Pract Urol. 2006 Dec;3(12):653-65.Review.

Capítulo 9

O mercado paralelo dos EAA

Atualmente, como veremos em alguns dados mais adiante neste capítulo, quem "dá as cartas" referente ao fornecimento de EAA e seu uso para fins estéticos é o mercado paralelo. Em inglês, seja em bases de dados ou em *sites* e livros-texto, é frequente encontrar os termos "*underground market*" (mercado clandestino) e "*black market*"(mercado negro).

Muitos fármacos são produzidos em laboratórios que operam em caráter clandestino (ou seja, não foram licenciados, não sofrem regulação e/ou fiscalização de órgãos de saúde), manufaturando EAA, que em geral não estão disponíveis para venda em mercado lícito (prescritos por médicos, indústria farmacêutica, distribuidores de medicamentos controlados, farmácias), sendo vendidos em sua maioria para atletas e fisiculturistas profissionais e amadores.

Outro termo em inglês bastante frequente é o "*counterfeit*" (falsificado), que em tempos atrás (diríamos, algumas décadas) era sinônimo de clandestino. Porém isso não mais vale hoje em dia, uma coisa é o EAA clandestino e outra o falsificado. Os tidos como clandestinos são uma cópia do original, como se fossem uma alternativa ao consumidor, para compra de um medicamento comprado em mercado lícito. Estes, em geral, possuem nomes diferentes dos medicamentos originais (indústria farmacêutica) para não confundir, e pelo buscar de reconhecimento no mercado paralelo como produto de boa qualidade, em geral apresentam dose e composição idênticas aos originais. A mesma premissa não vale para os falsificados, cujo objetivo é lucro, independentemente da qualidade do produto. Como observação, é muito difícil saber o que no mercado paralelo é clandestino e o que é falsificado.

O processo de manufatura de EAA utiliza de matérias-primas provindas de países com baixa regulação (fiscalização) de mercado, em especial sobre qualidade e processos de produção de ingredientes.

Traficantes adentram fronteiras de países com mais alta regulação (EUA, Europa) e entregam o material para confecção em unidades de vendas (vidros, *blister*, ampola, cápsula), realizada em geral em laboratórios pequenos e com maquinário caseiro. No entanto, pela grande demanda e lucratividade do mercado, há denúncias de contratação de empresas farmacêuticas para produção de fármacos em larga escala.

A indústria farmacêutica e a medicina ocidental sempre objetivam algumas características principais de fármacos a serem utilizados em humanos para fins terapêuticos, e entre elas está a segurança do produto. O uso deve tratar doenças e não causar mais danos, o que potencialmente poderia ocorrer por contaminação do produto por micro-organismos, metais pesados, etc.

Assim, as drogas produzidas para uso humano somente são produzidas sob aval governamental e por empresas certificadas, que são altamente reguladas e fiscalizadas rotineiramente. As matérias-primas utilizadas provêm apenas de fornecedores também certificados e que são regularmente fiscalizados. O ambiente (local de produção) fica sempre sob rigoroso controle de contaminação (ex. proteção pessoal, fluxo de ar positivo) e o material a ser produzido é, mandatoriamente, estéril. O produto final (fármaco que será direcionado ao consumidor) contém apenas o que está descrito no rótulo, qualitativamente e quantitativamente, com potencial margem de erro ínfima (próxima a zero).

Como vimos na história dos EAA, o aumento das leis de fiscalização governamental, o ato III de controle de substâncias, votado pelo congresso americano em 1990, proporcionou enorme dificuldade para as empresas lícitas produzirem e comercializarem seus produtos originais. Essa dificuldade contribuiu para o crescimento do mercado paralelo e, atualmente, é estimado que nos EUA 50% das vendas de EAA sejam de fontes clandestinas.

No mercado paralelo observamos o oposto do que acontece na indústria farmacêutica, ou seja, matérias-primas vindas de fontes não certificadas, produzidas em ambiente caseiro, sem esterilidade, com manipulação de produtos por pessoal não treinado, incrementando exponencialmente as chances de irregularidades quantitativas e qualitativas, bem como a contaminação (metais pesados, micro-organismos).

Se pudéssemos comparar as drogas provindas de mercado paralelo com as que são produzidas com alto custo e alta tecnologia (indústria farmacêutica), ficaria muito claro que a maioria desses produtos não seriam adequados para consumo humano. Mas, pela alta demanda e lucratividade, muitos consumidores (buscando melhores preços, maior concentração, diversidade de fármacos e conveniência para comprar) estão nesse mercado, e a maioria não está ciente dos riscos à saúde que um produto contaminado pode causar.

Dificilmente haverá uma iniciativa (partindo de quem vende esses produtos) de realização de testes para avaliação e certificação qualitativa e quantitativa dos produtos que estão sendo vendidos, isso ocorre (testagem), como veremos em seguida, quando tais mercadorias são apreendidas pela polícia ou algum órgão de regulação/fiscalização em saúde.

William Llewelyn, autor do livro *Anabolics*, em 2007 promoveu uma análise laboratorial, em empresa licenciada e certificada, de 14 medicamentos adquiridos no mercado paralelo, manufaturados, segundo o rótulo, por diferentes laboratórios clandestinos (Amplio Labs/British Dragon/Diamond Pharma/Generic Anabolics/Generic Pharma/Lizard Laboratories/Medical Inc./Microbiological Labs/Nordic Supplements/Shark Laboratories/SWE Supplements/Troy Labs).

Nessa ocasião, quatro testes foram realizados: 1) contaminação por metais pesados (arsênico, chumbo, estanho); 2) avaliação quantitativa das dosagens (rótulos *versus* avaliadas no teste); 3) contaminantes esteroidais (outros componentes esteroidais que não os EAA, traduzindo baixa qualidade do produto); e, 4) avaliação do veículo oleoso (se contivesse algum flavorizante, era indício de ser óleo utilizado na culinária, e não um produto farmacológico).

Como resultados das avaliações realizadas o autor observou que: 1) 21% apresentaram contaminação por metais pesados; 2) 64% apresentavam concentrações de EAA acima ou abaixo de 20% do declarado no rótulo; 3) 57% falharam no teste de pureza do componente esteroidal; e, 4) 14% utilizaram outros componentes (possivelmente óleo culinário) que não os veículos oleosos farmacêuticos.

Llewelin concluiu que, em geral, os EAA de origem no mercado paralelo, pela análise feita, não seriam adequados substitutos para produtos provindos da indústria farmacêutica (contaminação por metais pesados, alteração de concentração, matéria-prima de baixa qualidade feita com veículos não farmacêuticos).

Pesquisadores brasileiros (Neves D. B., 2013) da Universidade de Brasília e do Instituto de Criminalística da Polícia Federal publicaram um artigo de comunicação breve sobre a incidência de falsificações de EAA no Brasil. O estudo apresentou dados sobre a avaliação laboratorial de EAA apreendidos pela Polícia Federal no período de 2006 a 2011. Progressivamente, a apreensão de EAA aumentou, assim como também aumentou a proporção dos EAA apreendidos que foram analisados quimicamente. Assim, em 2011 (último ano de apreensão) foram apreendidas 1.468 amostras, das quais 95% (1.396) foram analisadas, e como resultados, 38,8% (570) estavam adulteradas.

Quatro anos mais tarde, a mesma autora do estudo acima (Neves D. B., 2017) publicou um estudo semelhante sobre análise de medicamentos e suplementos apreendidos entre os anos de 2011 a 2016, e neste seguiu diretrizes de avaliação da ANVISA (Agência Nacional de Vigilância em Saúde) e do MAPA (Ministério da Agricultura Brasileiro).

Dos medicamentos, foram apreendidas 328 amostras (87 em tabletes, 83 suspensões aquosas, e 158 soluções orais), e pelo rótulo provinham de 17 diferentes países (Paraguai: 154; Brasil:30; EUA: 24; Argentina: 22; Austrália: 19; Espanha: 13; Desconhecido:21).

Como resultados os autores verificaram uma taxa média geral de 42% de falsificação (não ser o exato constado no rótulo - outros EAA associados na composição, outros EAA que não o declarado, quantidade menor que 50%, sem registro do produto, inexistente pela ANVISA, embalagem falsa/inadequada).

Das apreensões, as soluções oleosas (injetáveis) apresentaram as maiores taxas (65,6% - 103 de 158 amostras), e destas, 65 não continham nenhum EAA na composição, 22 continham EAA diferente do declarado, 9 eram subdosados, 6 não continham nenhum dos EAA declarados e 1 conitnha EAA adicional ao presente no rótulo.

Ainda nessa análise, 28,78% dos tabletes (25 de 87 amostras) apresentavam falsificações (13 inexistentes pela ANVISA, 5 continham EAA diferentes, 4 não continham nenhum EAA, 2 continham doses mais baixas que a declarada e 1 continha EAA adicional ao declarado).

Os que apresentaram menores taxas de falsificação foram as suspensões aquosas (injetáveis), com 10 de 83 amostras (12,0% - 6 eram subdosados, 3 não continham EAA e 1 continha um EAA diferente).

Quando somados os produtos falsificados, com os "*substandard*" (produtos com a mesma qualidade e composição e embalagem dos originais, porém com alteração das dosagens), as taxas médias gerais de produtos tido como inadequados aumentam para 53%. Assim, 18 produtos que apresentaram doses fora das constadas no rótulo foram avaliados como superdosados em 170% para os orais, em 142% para as suspensões aquosas, e em 221% para as soluções oleosas.

Em países europeus, em estudos publicados sobre a avaliação laboratorial de EAA apreendidos, provindos do mercado paralelo, foram encontradas taxas de adulteração bastante altas (**tabela 9.1**):

Tabela 9.1 – Taxa de falsificação de produtos (EAA) apreendidos após análise laboratorial provindos do mercado paralelo.

Local	Ano	Autor	Taxa de falsificação
Alemanha	1997	Musshoff F. e colaboradores	35,7%
Alemanha	2000	Ritsch M. e colaboradores	37,5%
Alemanha	2008	Thevis M. e colaboradores	35,4%
Alemanha	2014	Krug O. e colaboradores	57,0%
Noruega	2015	Hullstein I. R. e colaboradores	18,0%
Bélgica	2012	Coopman e colaboradores	33,8%
Itália	2012	Pellegrini M. e colaboradores	86,6%

Segundo Parkinson A. B. e cols. (2006), 70,8% dos 500 usuários de EAA entrevistados na pesquisa obtinham as drogas de traficantes pela internet, 24,2% de colegas ou traficantes na academia, 18,8% por pedidos pelo correio em países estrangeiros, 11,6% prescritos por médicos e 8,6% através de farmácias da internet.

Em um estudo de Perry P. J. e cols. (2005), que entrevistou 207 fisiculturistas utilizando EAA, a fonte pelo qual os usuários obtêm informações dos modos de uso dos EAA são, em ordem decrescente, via internet, outros usuários, revistas e, por último, por profissionais de saúde.

Considerações finais

Importante é sempre o preocupar-se com o uso inadvertido de drogas, em especial de EAA provindos de mercado paralelo, tendo os usuários obtido informações sobre estes em fontes não confiáveis, além do já relatado e frequente não acompanhamento em saúde. As taxas de adulteração, sejam elas apenas da rotulagem, ou chegando a extremos de contaminação por metais pesados e micro-organismos, são bastante altas, e não podem ser previstas nem garantidas apenas pela palavra de quem vende ou pelos objetivos de quem compra para o uso.

Outro ponto de grande relevância em saber sobre a composição inadequada dos EAA provindos de mercado paralelo, é que esse fato aumenta a discussão sobre o que exatamente estamos vendo em estudos científicos (em especial de relatos de caso, estudos transversais ou os de acompanhamento longitudinal de usuários) que referem malefícios ou efeitos adversos do uso de EAA.

Alguns autores (Kimergard A. e cols., 2014) já destacaram a relevância do assunto, porém, interessantemente, a maior parte dos desenhos de estudos (referidos acima) que já foram publicados anteriormente sequer cita a fonte de aquisição de drogas dos usuários, o que, como vimos, poderia mascarar os resultados vistos nos estudos, dado a chance de hiperdosagens e/ou contaminações tóxicas.

Referências

Coopman V, Cordonnier J. Counterfeit drugs and pharmaceutical preparations seized from the black market among bodybuilders. Ann Toxicol Anal. 2012;24:73-80.

da Justa Neves DB, Marcheti RG, Caldas ED. Incidence of anabolic steroid counterfeiting in Brazil. Forensic Sci Int. 2013;228(1-3):e81-3.

Hullstein IR, Malerod-Fjeld H, Dehnes Y, Hemmersbach P. Black market products confiscated in Norway 2011-2014 compared to analytical findings in urine samples. Drug Test. Anal. 2015;7:1025-1029.

Kimergård A, Breindahl T, Hindersson P, McVeigh J. The composition of anabolic steroids from the illicit market is largely unknown: implications for clinical case reports. QJM. 2014;107(7):597-8.

Llewellyn W. Anabolics. 11th ed. Editor Molecular Nutrition, 2017.

Musshoff F, Daldrup T, Ritsch M. Anabolic steroids on the German black market. Arch Kriminol. 1997;199(5-6):152-8.

Neves DBDJ, Caldas ED. GC-MS quantitative analysis of black market pharmaceutical products containing anabolic androgenic steroids seized by the Brazilian Federal Police. Forensic Sci Int. 2017;275:272-281.

Krug O, Thomas A, Walpurgis K, Piper T, Sigmund G, Schänzer W, Laussman T, Thevis M. Identification of black market products and potential doping agents in Germany 2010-2013, Eur. J. Clin. Pharmacol. 2014;70:1303-1311.

Parkinson AB, Evans NA. Anabolic Androgenic Steroids: A survey of 500 users. Med. Sci. Sports Exerc. 2006;(38):644-651.

Pellegrini M, Rotolo MC, Di Giovannadrea R, et. al. Sample toxicological analysis of anabolic androgenic steroid preparations from the black market. Ann Toxicol Anal. 2012;24:67-72.

Perry PJ, Lund BC, Deninger MJ, Kutscher EC, Schneider J. Anabolic steroid use in weightlifters and bodybuilders: an internet survey of drug utilization. Clin J Sport Med. 2005 Sep;15(5):326-30.

Ritsch M, Musshoff F. Dangers and risks of black market anabolic steroid abuse in sports - gas chromatography-mass spectrometry analyses. Sportverletz Sportschaden. 2000;14(1):1-11.

Thevis M, Schrader Y, Thomas A, Sigmund G, Geyer H, Schänzer W. Analysis of confiscated black market drugs using chromatographic and mass spectrometric approaches. J Anal Toxicol. 2008;32(3):232-40

Capítulo 10

Potenciais efeitos adversos do uso de EAA

Falar sobre efeitos adversos do uso de EAA é sempre bastante polêmico, com muitos julgamentos e certezas, feitos por leigos e profissionais, por vezes, bastante visceralizados em discussões, quer sejam elas informais ou acadêmicas. No entanto, temos que deixar sentimentos e convicções de lado, e sempre nos nortearmos pela boa prática clínica e por evidências científicas que corroborem ou refutem nossas "certezas".

Veremos em capítulos à frente (em especial no 11 e no 13, recomendo fortemente que o leitor continue a leitura até o fim do livro para bom entendimento) sobre os erros comuns do uso de EAA, que podem precipitar efeitos adversos, mas que seriam potencialmente evitáveis de maneira relativamente fácil. Também veremos a aplicação do raciocínio clínico baseado em evidências, incluindo as evidências de efetividade dos EAA na promoção da melhora da composição corporal e aptidão física, a permitida extrapolação das evidências (validade externa) de estudos clínicos com desenho e rigor metodológico adequados e sem evidências de efeitos graves, as deficiências metodológicas e desenhos inadequados em muitos estudos que observaram efeitos adversos e, por fim, a incapacidade da validade externa (extrapolação) ser feita de estudos experimentais com modelos biológicos diferentes (de modelos animais, para modelos humanos).

O uso de um agente farmacológico, qualquer que seja ele, nunca será 100% isento de possibilidade de efeito adverso (até mesmo os graves e a morte). No entanto, temos que ter cautela na interpretação de dados provindos de estudos observacionais e transversais, pois estes quase sempre tem confundidores importantes (dieta inadequada, uso de múltiplas medicações associadas, doses exageradas de EAA, tempo prolongado de uso, drogas potencialmente adulteradas se provindas de mercado paralelo, etc.).

O Paracetamol, para citar um exemplo, é frequentemente utilizado para redução da febre, mal-estar físico, dor muscular e é vendido nas farmácias sem qualquer necessidade de receita médica, ficando exposto e de prontidão para o consumidor nas prateleiras, muitas vezes até em promoções do tipo "leve 3 e pague 2" e com alguém famoso sorrindo no *banner* da propaganda. Esse agente farmacológico promove uma sobrecarga hepática pela metabolização da droga e é tido como agente com moderada-alta hepatotoxicidade se ingerido em doses inadequadas (Caparrota TM, 2018; Van Golen RF, 2018).

No entanto, não "necessariamente" é hepatotóxico e "certamente" levará a um dano hepático (ex. insuficiência hepática) pelo uso, pois existe uma grande diferença entre utilizar um comprimido de 500 mg, em caráter sintomático, por 1-2 dias (por uma dor e mal-estar físico decorrente de uma infecção de via aéreas superiores, por exemplo), ou 4 comprimidos ao dia (6/6 h), de 850 mg, todos os dias, nos últimos 3 meses, ou ainda tentar suicídio com 20 comprimidos ingeridos de uma única vez. Vale ressaltar que somente esse fármaco (e não os EAA) é responsável por mais de 50% dos casos de insuficiência hepática decorrente de overdose, e mais de 20% dos casos de necessidade de transplante hepático (Yoon E., 2016).

Então a pergunta é: por que não vemos campanhas na televisão, academias, jornais, entidades de classe e entre leigos e profissionais como "cuidado com paracetamol, isso pode matar" assim como vemos a riscofobia e ojeriza associada ao uso de EAA? Isso é verdadeiramente intrigante.

Outros fármacos de uso "corriqueiro", para um "febrinha" ou "dorzinha", como Dipirona, AAS, anti-inflamatórios (ex. Ibuprofeno), entre outros, podem ter sido a única dose tomada pelo indivíduo que "tomou e morreu" (decorrente de alergia e anafilaxia ou efeitos adversos graves), pois estes também constam nas estatísticas de morte por medicamentos do CDC americano (*Centers for Disease Control and Prevention* – disponível e acesso livre em **www.cdc.gov**). Em números absolutos, essas (e muitas outras) drogas tidas como "inofensivas", vendidas sem receita e com propaganda em mídias de massa) causam mais danos graves à saúde e morte, todos os anos, e de maneira crescente, do que os EAA, comparativamente.

Uma das maiores revistas científicas do meio médico, o *The Lancet*, publicou um artigo de Nutt D. e cols. (2007), referente à elaboração de uma escala racional de critérios para avaliação do potencial dano de drogas por abuso. Nesse estudo, os autores observaram três fatores principais associados a danos em saúde, o dano físico (efeito da droga no corpo), a capacidade da droga em causar dependência (física e psíquica), e o dano social (associado a prejuízos familiares, na comunidade e na população geral). Como resultados, dentre as 20 drogas listadas, os autores observaram que os EAA apresentam menores taxas de dano físico (agudo e crônico), menores taxas de dependência física e psíquica e menor dano social e custos para o sistema de saúde, que muitas outras drogas ilícitas, e em especial quando comparados ao álcool e ao tabaco (drogas "legalizadas" e socialmente aceitas).

Em um estudo de revisão publicado no periódico científico *Regulatory Toxicology and Pharmacology* (van Amsterdam J., 2010) sobre os efeitos adversos para a saúde decorrentes do uso de EAA, os autores concluem que a capacidade de gerar dependência é baixa, e que os efeitos decorrentes da parada de uso são suaves. Ainda, baseado em critérios de pontuação de efeitos adversos em saúde, prevalência de uso, dano social e criminalidade, entre as 19 drogas ilícitas avaliadas, os EAA encontram-se em uma categoria de drogas com "relativo baixo dano".

No Brasil, o *Projeto Diretrizes* (elaboração da Associação Médica Brasileira e Conselho Federal de Medicina), em sua publicação sobre "Abuso e dependência de Anabolizantes" (que será visto em detalhes no capítulo 14 deste livro - disponível e acesso livre em **www.projetodiretrizes.com.br**), apresentou, após avaliação crítica da literatura científica, a maioria das conclusões baseadas em evidências encontradas como sendo de "*Categoria D*" (*opinião desprovida de avaliação crítica, baseada em consensos, estudos fisiológicos ou modelos animais*).

Em uma reunião prática (*workshop*) interativa, acontecida no Reino Unido, com membros do Comitê Científico Independente em Drogas (*Independent Scientific Committee on Drugs*) e mais dois especialistas convidados, foi realizada uma classificação de danos promovidos por 20 diferentes drogas (incluindo EAA), baseando-se em 16 critérios (9 relacionados ao dano provocado no usuário e 7 sobre danos a outros). Na escala proposta de 0-100 pontos, o álcool foi considerado a droga mais danosa de todas (72 pontos), à frente de heroína (55 pontos) e *crack*/cocaína (54 pontos), sendo os EAA a décima quinta mais danosa entre as 20 avaliadas. Ainda, quando somados álcool e tabaco, temos 40 vezes mais mortes em números absolutos do que todas as drogas ilícitas (Nutt D. J., 2010, O'Dowd A., 2006).

Segundo o *site* do CDC (www.drugwarfacts.org/node/1854), em estatísticas computadas entre os anos de 2005-2009, por ano, o número de mortes absolutas induzidas por tabaco somaram 480.320, por álcool foram 33.171, e todas as drogas ilícitas combinadas somaram 17 mil mortes (aproximadamente 30 vezes menos que a soma álcool e tabaco).

No Brasil, pesquisadores da Universidade de São Paulo investigaram em 27 capitais mais de 12.700 estudantes de escolas públicas e privadas, mapeando o uso de drogas nessa população, utilizando critérios de uso danoso (Questionário ASSIST da OMS). Como resultados, observaram que a prevalência de uso dos EAA em qualquer tempo da vida foi de 3,8% (11ª colocação entre 11 drogas totais investigadas), uso no último ano de 0,9%, e no último mês de 0,5%. Na classificação geral, os EAA, como critérios de uso danoso, ficaram em 11ª colocação, atrás de álcool, tabaco, cocaína, maconha, inalantes, alucinógenos, *ecstasy*, tranquilizantes, opioides e anfetaminas (Andrade A. G., 2012).

Assim, dado o pano de fundo de "*estamos preocupados com a saúde da população jovem*", ver políticas de "anabolizante mata", assim como recentemente veiculado em mídias sociais por escolas, academias e entidades em saúde, e não ver a mesma ênfase para a de que "fumar e beber mata" (sem contar as propagandas no horário nobre), é querer virar inadvertidamente os holofotes da prevenção de danos em saúde de onde mais ela seria efetiva. Segundo van Amsterdam J. e cols. (2015), é recomendável que as políticas de saúde fossem direcionadas às drogas com maior potencial de dano, entre elas o álcool e o tabaco, deixando como prioridade secundária (para momento posterior) as drogas de baixo dano.

Sendo assim, dado o explicitado acima, tanto em comparações com outras drogas, tanto como efeitos adversos outros, alguns pesquisadores colocam que o grande alarde e a preocupação com problemas médicos relacionados ao uso de EAA são muito exagerados (Hoffman J. R., 2006).

Curioso também é o fato de que nunca há o mesmo olhar quando acontece um determinado efeito adverso por qualquer droga (outras fora o EAA, como, por exemplo, gastrite, edema, arritmia, etc.) em jovens, e quando acontece o exato mesmo efeito adverso (pela mesma medicação, outra que não o EAA) em um jovem que é usuário de EAA. A causa, quase sempre é atribuída a essa classe de fármacos, uma vez que virou "convenção social" de ser uma droga danosa, em que qualquer efeito ocorrido "pode" (para não dizer "deve") ser atribuído a isso.

Por exemplo, no caso de uma possível hepatotoxicidade induzida pelo uso de EAA, alguns autores (Dickerman R. D. e cols., 1999) questionam se não seria uma coisa exagerada constada em artigos já publicados devido à falta de conhecimento sobre o tema. Na avaliação comparativa entre um grupo de fisiculturistas sem uso de EAA, com uso de EAA, estudantes e pacientes com hepatite, os autores viram que nos grupos que treinaram havia aumento das transaminases hepáticas (TGO, TGP) e da CK (creatinaquinase, marcador de lesão muscular pela contração excêntrica muscular), com a GGT (gama-glutamiltranspeptidase) dentro dos valores de normalidade. Ainda nos treinados, houve uma correlação positiva entre o aumento de CK (dano muscular) e da TGO. Em contraste em pacientes com hepatite houve aumento de TGO, TGP, GGT (único grupo com correlação entre GGT e transaminases) e billirubinas, mas com níveis de CK dentro da normalidade. Assim, concluem que possivelmente a noção de hepatotoxicidade dos EAA têm sido exagerada, uma vez que o treinamento por si só pode elevar as transaminases, e por esse motivo marcadores como CK e GGT, não avaliados na maior parte dos estudos, seriam opção clinicamente mais adequada para avaliação.

Pertusi R. e cols. (2001) realizaram uma pesquisa com 84 médicos do esporte e médicos de família, para avaliar a capacidade de diferenciar uma hepatotoxicidade decorrente do uso de EAA e alterações de enzimas hepáticas decorrentes do treinamento de força. Foi enviado um questionário com dados laboratoriais fictícios (com TGO, TGP, CK, todos aumentados) de um suposto paciente de 28 anos e usuário de EAA. Como resultados, 63% dos médicos responderam "lesão hepática" como diagnóstico primário (mesmo com GGT dentro da normalidade e elevação de CK pelo dano muscular do exercício), e 56% sequer mencionaram "lesão muscular" como um possível diagnóstico. Concluem (assim como Dickerman R. D. e cols., 1999) que há uma crença de associação direta do uso de EAA e dano hepático, que há um desconhecimento das alterações bioquímicas decorrentes do exercício de força, que muitos relatos de hepatotoxicidade foram até então superestimados, e que CK e GGT devem fazer parte da interpretação de exames laboratoriais por serem marcadores mais sensíveis de dano hepático.

Três estudos prévios de Dickerman R. D. e cols. (1997, 1997, 1998) avaliaram a função cardíaca comparativa entre fisiculturistas usuários e não usuários de EAA, bem como avaliação comparativa entre gêmeos fraternos. Como resultados, os autores colocam que uso *per se* dos EAA não foi capaz de proporcionar alterações clinicamente significantes na função cardíaca, sendo parte delas (hipertrofia cardíaca) relacionadas a sobrecarga crônica de pressão (pós-carga cardíaca) do treinamento de força de alta intensidade. Ainda, Sader M. A. *et al* (2001), em um estudo publicado no *Journal of the American College of Cardiology* (uma das revistas com maior fator de impacto em cardiologia), observaram que o uso de EAA *per se* não foi associado com anormalidades significantes da estrutura e função arterial.

Dois estudos randomizados e placebo-controlados (avaliados metodologicamente como de alta qualidade), avaliaram através de ecocardiogafia a influência da administração de EAA na morfologia e função cardíaca de jovens saudáveis. Chung T. e cols. (2007) compararam a administração de 200 mg por semana de testosterona, ou 200 mg de nandrolona, por um período de 4 semanas, e como conclusões não viram diferenças entre os EAA, bem como não houve alteração morfológica ou hemodinâmica no período, excluindo, assim, maiores efeitos adversos para a função ventricular. O estudo de Hartgens F. e cols. (2003) avaliou, também via ecocardiografia, o efeito de 200 mg de nandrolona por semana, durante 8 semanas, e como conclusões não observaram diferenças estatisticamente significantes na morfologia cardíaca, função sistólica e diastólica, também excluindo maiores efeitos adversos cardíacos no período.

Muitas alterações bioquímicas, por vezes, são consideradas como "danos" (embora sejam desfechos intermediários, do inglês *surrogate endpoints*), porém, alguns pesquisadores confirmam que possíveis alterações em pressão arterial, perfil lipídico e enzimas hepáticas são transitórias, e após um período de parada de uso retornam a normalidade sem diferença entre usuários e não usuários (Hartgens F., 1996).

Em medicina, existem doenças e alterações morfológicas e/ou funcionais (ex. um cisto renal, cisto hepático, aneurisma cerebral, hipertrofia cardíaca, alteração de enzimas hepáticas, elevação da creatinina, entre outros) que não apresentam sinais ou sintomas clínicos (talvez ainda), e também somemos ao fato de que pessoas jovens, adultos, idosos (feliz ou infelizmente) têm ou ficam doentes, naturalmente, como muitas vezes é próprio do viver. No entanto, se por acaso um jovem tiver seu aneurisma cerebral, por exemplo, rompido quando estava na academia, possivelmente vai ser considerado uma grande tristeza e fatalidade, mas caso ele seja um usuário de EAA, de fatalidade passa a ser indiscutivelmente a causa, mesmo se por acaso ambos tivessem um aneurisma prévio ao uso de EAA e decorrentes de genética familiar.

Adicionado à impressão descrita acima (Hoffman J. R., 2006), temos ainda que a qualidade das evidências para inferência de causalidade, ou seja, desenhos de estudos que respondam adequadamente se o uso de EAA de fato causou algum efeito adverso, é de mais baixa qualidade do que as evidências de efetividade na melhora da composição corporal sem grandes efeitos adversos. Veremos esse tema com mais detalhes no capítulo 13, mas, por agora, existem estudos randomizados placebo-controlados em jovens saudáveis que corroboram efetividade dos EAA e, para os potenciais malefícios, os desenhos de estudos mais frequentes são os relatos e série de casos, estudos transversais e caso controle, todos estes com alto risco de viés e com baixa acurácia para inferência causal.

No entanto, apesar de os EAA parecerem não ser uma droga de alta capacidade de dano, do preconceito e da qualidade das evidências também não serem as mais adequadas para predição de causalidade, não necessariamente significa que efeitos adversos não possam ocorrer. Como dito já anteriormente, qualquer fármaco pode ser causador de um evento adverso, do leve ao fatal.

Segundo Kersey R. D. (2012), no posicionamento da *National Athletic Trainer's Association* (veremos em detalhes no capítulo 14), uma série de efeitos adversos podem ser listados como possivelmente atribuíveis ao uso inadequado de EAA:

1) Cardiovasculares: disfunção cardíaca, redução da fração de ejeção de pico do ventrículo esquerdo, tensão sistólica, velocidade de pico diastólica precoce, alteração de ventrículo esquerdo.

2) Sistema Nervoso: alterações de comportamento, dependência, progressão para outras formas de dependência.

3) Hematológico: aumento do colesterol total, aumento do LDL, redução do HDL.

4) Hepático: hepatite colestática, icterícia colestática, peliose hepática, hiperbilirrubinemia, adenomas, carcinomas.

5) Imunológico: imunossupressão generalizada, redução da maturação de linfócitos B e T, redução da atividade das células *Natural Killer*, infecção sistêmica (de compartilhamento de agulhas e seringas).

6) Dermatológico: hipertrofia de glândulas sebáceas, aumento da produção de sebo e óleo pela pele, acne, seborreia, estrias, hipertricose, hirsutismo, rosácea, foliculite, queloide, furunculose.

7) Endócrino: Masculino: supressão do eixo hipotálamo-hipófise-gônadas, atrofia testicular, disfunção sexual, infertilidade, ginecomastia, calvície de padrão masculino, alteração de libido, hipertrofia prostática, câncer. Feminino: virilização generalizada, hirsutismo, engrossamento da voz, calvície de padrão masculino, hipertrofia do clitóris, redução das mamas, disfunção menstrual, alterações de libido.

8) Musculoesquelético: fechamento precoce de epífises de crescimento ósseo, tendinopatias.

9) Renal: litíase renal, necrose tubular, proteinúria, glomeruloesclerose segmentar focal, câncer de células renais, tumor de Wilms.

10) Oral/facial: hipertrofia gengival, aumento da disfunção temporomandibular.

Perry P. J. (2005), em um *Survey* realizado com 207 usuários de EAA, observou que os relatos em algum momento do uso ao longo da vida, em ordem decrescente, apresentaram: 35% acne; 10% retenção, 8% atrofia testicular, 7% ginecomastia, 5% pele oleosa, 4% queda de cabelo, 4% aumento de pressão arterial, 3% câibras, 2% apetite aumentado, 2% aumento de pelos, 2% dor articular, e 2% lípides séricos altos.

Outro *Survey*, de Parkinson A. B. (2006), avaliou as respostas de 500 usuários de EAA e observou a presença de efeitos adversos, em algum momento do uso ao longo da vida, também em ordem decrescente de: atrofia testicular 63,6%, acne 63,4%, retenção/edema 52,2%, insônia 51,2%, dor no local de aplicação 49,9%, estrias 44,4%, alteração de humor 42,8%, disfunção sexual 24,6%, ginecomastia 23,0%, e nenhum efeito adverso em 0,8% dos casos.

Graham M. R. (2008) apresentou na discussão em seu estudo de revisão diferentes efeitos adversos fisiológicos (queda de cabelo, sangramento nasal, acne, agressividade, atrofia testicular, insônia, retenção hídrica, perda de libido) e psicológicos (sentir-se empoderado, maior satisfação com imagem corporal, mais confiante, aumento de libido, alteração de humor, mais relaxado, euforia, agressividade sem propósito, vontade de agredir outros, depressão, paranoia, prejuízo da interação social) mais frequentes e relatados por usuários em algum momento de uso ao longo da vida.

Muitos outros estudos poderiam aqui ser referidos, e seria muito provável que as porcentagens e tipos de efeitos adversos relatados mais comuns fossem também diferentes dos dois estudos citados acima. Esse fato pode ser atribuído a diferentes padrões das amostras avaliadas, que em geral são pequenas, de localizações diferentes, selecionadas de formas diferentes e todas com seu risco potencial de viés de seleção amostral e viés de memória associado. Corroborando isso, em recente estudo de revisão de Goldman A. e cols. (2017), os autores observam que como as características dos EAA variam entre si, seria racional esperar que os potenciais efeitos adversos do abuso fossem também igualmente diferentes, a depender do padrão de uso e de quem é o usuário.

Assim, os EAA que sofrem mais aromatização (estrogenicidade) são mais sujeitos a proporcionar efeitos adversos de retenção hídrica e ginecomastia, por exemplo (ex. Metandiona, Metandrostenolona, Nandrolona, Testosterona, Boldenona). Já os EAA que sofrem ação da enzima 5-alfa-redutase, aumentando a conversão de testosterona para DHT, podem proporcionar efeitos de androgenicidade como queda de cabelo e acne, por exemplo (ex. Metandiona, Metandrostenolona, Nandrolona, Testosterona, Boldenona, DHT, Mesterolona, Metenolona, Trembolona, Metiltestosterona, Fluoximesterona, Oxandrolona, Oximetolona). E, por fim, os EAA que são do grupo dos 17-alfa-alquilados podem proporcionar maior hepatotoxicidade (ex. Metandiona, Metandrostenolona, Metiltestosterona, Fluoximesterona, Oxandrolona, Oximetolona).

Ainda no estudo de Goldman A. e cols, 2017 (à semelhança com o que foi descrito do estudo de Kersey R. D. e cols., 2012), os autores colocam que potenciais efeitos adversos do abuso de EAA são acometimentos como: efeitos dermatológicos, musculoesqueléticos, hepáticos, renais, reprodutivos, neuropsiquiátricos e comportamentais e cardiovasculares (aterosclerose, arritmia, hipertensão, trombose, remodelamento cardíaco). No entanto, os autores reconhecem que estudos randomizados controlados avaliando os efeitos cardiovasculares dos EAA não existem, e a informação do dano cardiovascular dos EAA é limitada a relatos de caso e série de casos.

Hoffman J. R. & Ratamess N. A. (2006) destacam como pontos-chave do seu artigo publicado que: 1) por muitos anos a comunidade médica e científica retratou uma ausência de efetividade associada a efeitos adversos sérios do uso de EAA; 2) estudos de relato de caso continuam a ligar o uso de EAA com infarto do miocárdio, suicídio e câncer, porém a evidência que suporta uma relação de causa-efeito é deficiente; e, 3) podem haver outros fatores contribuintes (ex. dieta, predisposição genética, etc.) com papel importante que potencialize efeitos adversos específicos dos EAA.

Vorona E. & Nieschlag E. (2012), ressaltam como pontos-chaves do capítulo sobre sequelas do uso de EAA: 1) efeitos adversos de EAA dependem de dose, gênero e peso do atleta, duração do uso e combinação com outras drogas; 2) devido à natureza ilícita do abuso de EAA, estudos controlados de curto e longo prazo são escassos, e dessa forma uma relação causal entre o abuso e o efeito adverso frequentemente é difícil de estabelecer; 3) EAA causam uma temporária ativação do sistema de coagulação (pró-trambótico) assim como de fibrinólise (antitrombótico); 4) o efeito cardiovascular mais frequente dos EAA é a hipertrofia ventricular esquerda; 5) efeitos no fígado (colestase, peliose) são associados com o abuso crônico de EAA 17-alfa-alquilados; 6) EAA não aumenta a incidência de tumores malignos, com uma possível exceção aos 17-alfa-alquilados induzirem hepatocarcinoma; 7) o abuso de EAA não contribui para o desenvolvimento de câncer mamário; 8) a maioria dos efeitos dos EAA são reversíveis; e, 9) em casos clínicos suspeitos, o abuso de EAA deve ser levado em consideração.

Considerações finais

A discussão dos efeitos exclusivamente devidos aos EAA, sem confundidores, vieses e excluindo o efeito dose é quase sempre um terreno bastante pantanoso, em que cada passo rumo a conclusão ou atestar de causalidade deve ser dado com cautela e bom julgamento clínico e científico. Alguns usuários não têm um padrão de dieta saudável (excesso calórico; redução de fibras; redução de ingesta de fitoquímicos e antioxidantes, das frutas verduras e legumes; excesso de gordura saturada; alimentos industrializados e com carboidratos refinados; etc.), utilizam doses cavalares de EAA somados a múltiplas medicações, não fazem acompanhamento médico de rotina (para saber se o desfecho ou doença já não era presente antes do uso de EAA), usam medicamentos de mercado paralelo potencialmente superdosados e contaminados, em geral são indivíduos clinicamente considerados com "sobrepeso" associado a grande área corporal e realizando um tipo de exercício que apresenta sobrecarga de pressão por muitos anos, possuem diferentes histórias pessoal e familiar; e, assim, com todos esses fatores não controlados em um estudo randomizado, é imprudente, como dizem, "bater o martelo" para uma causalidade que seja específica (única e exclusivamente) decorrente dos EAA. As evidências com boa acurácia na predição causal são deficientes, no entanto, não se pode também excluir que efeitos adversos graves não notados até o momento (ou até mesmo os que são considerados leves e transitórios) não possam de fato ocorrer devido ao uso ou abuso de EAA.

Referências

Andrade AG, Duarte Pdo C, Barroso LP, e cols. Use of alcohol and other drugs among Brazilian college students: effects of gender and age. Rev Bras Psiquiatr. 2012 Oct;34(3):294-305.

Caparrotta TM, Antoine DJ, Dear JW, e cols. Are some people at increased risk of paracetamol-induced liver injury? A critical review of the literature. Eur J Clin Pharmacol. 2018 Feb;74(2):147-160.

Chung T, Kelleher S, Liu PY, et al. Effects of testosterone and nandrolone on cardiac function: a randomized, placebo-controlled study. Clin Endocrinol (Oxf). 2007 Feb;66(2):235-45.

Dickerman RD, McConathy WJ, Schaller F, et. at. Echocardiography in fraternal twin bodybuilders with one abusing anabolic steroids. Cardiology. 1997 Jan-Feb;88(1):50-1.

Dickerman RD, Pertusi RM, Zachariah NY, et. at. Anabolic steroid-induced hepatotoxicity: is it overstated? Clin J Sport Med. 1999 Jan;9(1):34-9.

Dickerman RD, Schaller F, McConathy WJ. Left ventricular wall thickening does occur in elite power athletes with or without anabolic steroid Use. Cardiology. 1998 Oct;90(2):145-8.

Dickerman RD1, Schaller F, Zachariah NY, et. at. Left ventricular size and function in elite bodybuilders using anabolic steroids. Clin J Sport Med. 1997 Apr;7(2):90-3.

Goldman A, Basaria S. Adverse health effects of androgen use. Mol Cell Endocrinol. 2017 Jun 9. [Epub ahead of print] Review.

Graham MR, Davies B, Grace FM, Kicman A, Baker JS. Anabolic steroid use: patterns of use and detection of doping. Sports Med. 2008;38(6):505-25.

Hartgens F, Kuipers H, Wijnen JA, et al. Body composition, cardiovascular risk factors and liver function in long-term androgenic-anabolic steroids using bodybuilders three months after drug withdrawal. Int J Sports Med. 1996 Aug;17(6):429-33.

Hartgens F, Cheriex EC, Kuipers H. Prospective echocardiographic assessment of androgenic-anabolic steroids effects on cardiac structure and function in strength athletes. Int J Sports Med. 2003 Jul;24(5):344-51.

Hoffman JR, Ratamess NA. Medical issues associated with anabolic steroid use: are they exaggerated? J Sports Sci Med. 2006 Jun 1;5(2):182-93.

Kersey RD, Elliot Dl, Goldberg L, et al. National Athletic Trainer's Association Position Statement: Anabolic-Androgenic Steroids. Journal of Athletic Training 2012;47(5):567-588.

Nutt D, King LA, Saulsbury W. Development of a rational scale to assess the harm of drugs of potential misuse. Lancet 2007;369:1047-53.

Nutt DJ, King LA, Phillips LD; Independent Scientific Committee on Drugs. Drug harms in the UK: a multicriteria decision analysis. Lancet. 2010 Nov;6;376(9752):1558-65.

O'Dowd A. Tobacco and alcohol should be classed as dangerous drugs. BMJ. 2006 Aug; 5;333(7562):275.

Parkinson AB, Evans NA. Anabolic Androgenic Steroids: A survey of 500 users. Med. Sci. Sports Exerc.,Vol. 38, n. 4, pp. 644-651, 2006.

Perry PJ, Lund BC, Deninger MJ, Kutscher EC, Schneider J. Anabolic steroid use in weightlifters and bodybuilders: an internet survey of drug utilization. Clin J Sport Med. 2005 Sep;15(5):326-30.

Pertusi R, Dickerman RD, McConathy WJ. Evaluation of aminotransferase elevations in a bodybuilder using anabolic steroids: hepatitis or rhabdomyolysis? J Am Osteopath Assoc. 2001 Jul;101(7):391-4.

Sader MA, Griffiths KA, McCredie RJ, et al. Androgenic anabolic steroids and arterial structure and function in male bodybuilders. J Am Coll Cardiol. 2001 Jan;37(1):224-30.

van Amsterdam J, Nutt D, Phillips L, van den Brink W. European rating of drug harms. J Psychopharmacol. 2015 Jun;29(6):655-60.

van Amsterdam J, Opperhuizen A, Hartgens F. Adverse health effects of anabolic-androgenic steroids. Regul Toxicol Pharmacol. 2010 Jun;57(1):117-23.

van Golen RF, Reiniers MJ, van Gorp J, e cols. Utilizing mechanistic biomarkers in treating paracetamol hepatotoxicity. Hepatology. 2018 Apr 16. [Epub ahead of print].

Vorona E & Nieschlag E. Sequelae of doping with anabolic steroids, Chapter 25, In: Nieschlag E, Behre H, Nieschlag S. Testosterone: Action, Deficiency, Substitution, 4th ed. Cambridge University Press, New York, United States of America, 2012.

Yoon E, Babar A, Choudhary M, e cols. Acetaminophen-Induced Hepatotoxicity: a Comprehensive Update. J Clin Transl Hepatol. 2016 Jun 28;4(2):131-42.

Capítulo 11

Erros mais comuns do uso de EAA

Como já dito anteriormente neste livro, não é possível um uso de EAA de forma que garanta 100% de ausência de possíveis efeitos adversos, no entanto, alguns erros do uso são facilmente identificáveis, como, por exemplo, a utilização de drogas do mercado paralelo, doses exageradas, por tempo muito prolongado, ausência de acompanhamento em saúde e a polifarmácia associada aos EAA em uso.

Infelizmente, existe a crença de que de forma continuada, e isso é um erro comum, quanto maior for a quantidade e o tempo de utilização, melhores serão os resultados na melhoria da estética corporal ou do desempenho esportivo. Vimos no capítulo 4 **(figuras 4.2 e 4.3)** que o uso de EAA tende a ser mais efetivo (e mais seguro) em dosagens moderadamente supraterapêuticas, e que o aumento continuado das doses tende a um platô de ganhos de peso e massa muscular. Também, que há uma redução do padrão de ganhos, tendendo a serem menores, à medida que o tempo do ciclo se estende além de 8-10 semanas.

De certa forma, a ciência de boa qualidade corrobora que o aumento do tempo e dose pode ser errado, visto pelos estudos com melhores desenhos metodológicos (estudos randomizados controlados) que realizaram a administração de EAA em jovens saudáveis por tempo curto (4-12 semanas), e com doses até moderadas, observaram ausência ou menor volume e intensidade de efeitos adversos (Bhasin S., 1996; Bhasin S., 2000; Bhasin S., 2001).

Uma pesquisa realizada através de questionário pela internet (chamado "Survey"), publicada em 2006 no renomado periódico *Medicine*

& Science in Sports & Exercise, mapeou respostas dos 500 primeiros usuários de EAA a 30 questões, realizada através de 12 *sites* da internet. O primeiro ponto que chama a atenção é que 70,8% dos usuários adquiriram a droga de traficantes pela internet. Aluno ou membro dentro da academia, pedido de EAA por correio a países do exterior e compras em farmácias *on-line* computaram taxas de 24,2%, 18,8% e 8,6%, respectivamente. Apenas 11,6% dos usuários tiveram o EAA em uso prescrito por médico. Sendo assim, por si só, o risco de efeitos adversos por adquirir drogas falsificadas, em dosagens sugeridas por não profissionais de saúde, tende a aumentar consideravelmente.

Ainda no referido estudo, as doses mapeadas variaram de menos de 500 mg/semana até mais de 2000 mg/semana. De forma a chamar a atenção, apenas 4,6% dos pesquisados utilizavam menos de 500 mg/semana, sendo que 35,8% estavam utilizando de 500-1000 mg/semana, 33,2% de 1000-1500 mg/semana, 13,8% de 1500-2000 mg/semana, e 12,6% mais de 2000 mg/semana. Segundo Evans N. A. e cols. (1997), ao longo do tempo as doses utilizadas foram aumentando, pois na década de 1990 a maior parte dos usuários se mantinha em doses menores que 500 mg/semana.

Parkinson A. B. e Evans N. A. mapearam ainda no *Survey*, acima referido, a duração dos ciclos, bem como o número de meses de uso de EAA por ano. Assim, ciclos de EAA variaram de duração entre 4 a 20 semanas (com boa parte deles acima de 12 semanas), 6,2% utilizaram EAA menos de 3 meses no ano, 48,8% de 3 a 6 meses, 45% acima de 6 meses e 6% utilizaram por 52 semanas no ano.

Com relação a dosagens utilizadas, Eric J. e cols. (2010) realizaram também um *Survey* através de 38 *sites* e obtiveram respostas de 518 usuários de EAA. Nesse estudo, a dosagem média semanal em mulheres foi de 151,3 mg (± 104,0), sendo a dos homens de 1188,2 (± 1077,1) e significantemente maior (p = 0,002) que a das mulheres.

Em um estudo de revisão Graham M. R. e cols. (2008), publicado no periódico científico *Sports Medicine*, apresentaram regimes típicos de uso de EAA por iniciantes e atletas experientes. Repare que existe uma enorme diferença de dosagens entre eles, além da polifarmácia associada (**tabelas 11.1 e 11.2**).

Tabela 11.1 – Ciclo de EAA típico (número de doses) de usuário iniciante.

Droga	Dose (Adm.)	Semana 1	2	3	4	5	6	7	8	9	10	11	12
Sustanon	250 mg/mL (IM)	1	1	1	1	-	-	-	-	-	-	-	-
Metandienona	tablete 5 mg/ dia (VO)	6	6	6	6	6	6	6	6	6	6	6	6
Decanoato de Nandrolona	100 mg/mL (IM)	-	-	-	2	2	2	2	2	-	-	-	-
Estanozolol	50 mg/mL (IM)	-	-	-	-	-	-	-	-	3	3	3	3

IM: intramuscular (parenteral); **VO:** via oral.

Tabela 11.2 – Ciclo de EAA (número de doses) do campeão britânico atual.

Droga	Dose (Adm)	Sem.															
		16	15	14	13	12	11	10	9	8	7	6	5	4	3	2	1
Omnadren	250 mg/ mL (IM)	2	2	1	1	1	2	-	-	-	-	-	-	-	-	-	-
Enantato de Testos-terona	250 mg/ mL (IM)	-	-	1	1	1	1	-	-	-	-	-	-	-	-	-	-
Decanoato de Nan-drolona	100 mg/ mL (IM)	2	2	2	2	2	2	-	-	-	-	-	-	-	-	-	-
Metan-dienona	5 mg (VO)	10	10	10	10	10	8	6	4	-	-	-	-	-	-	-	-
Sustanon	250 mg/ mL (IM)	-	-	-	-	1	-	-	-	-	-	-	-	-	-	-	-
Propionato de Testos-terona	100 mg/ mL (IM)	-	-	-	-	-	-	-	-	-	-	-	-	4	4	4	4
Cipionato de Testos-terona	250 mg/ mL (IM)	-	-	-	-	-	-	-	2	2	2	2	6	6	6	6	4
Meste-rolona	25 mg (VO)	-	-	-	-	-	-	-	-	-	-	1	1	1	2	2	2
GH	1UI (SC)	-	-	-	-	-	-	-	2,5	2,5	2,5	5	5	10	10	10	-

continua ...

continuação

Droga	Dose (Adm)	Sem.															
		16	15	14	13	12	11	10	9	8	7	6	5	4	3	2	1
Citrato de Clomifeno	50 mg (VO)	-	-	-	-	-	-	-	0,5	0,5	0,5	0,5	0,5	-	-	-	-
Tamoxifeno	50 mg (VO)	1	1	1	1	1	1	1	1	1	1	1	1	2	3	-	-
Clenbuterol	25mcg (VO)	-	-	-	-	-	-	-	5	5	5	5	5	5	5	5	5
Estanozolol	50 mg/mL (IM)	-	-	-	-	-	-	-	-	-	-	3	4	5	4	4	3
Anastrozol	1 mg (VO)	-	-	-	-	-	-	-	-	-	-	-	-	1	1	1	1
Enantato de Metenolona	100 mg/mL (IM)	-	-	-	-	-	-	-	-	-	-	3	3	3	3	3	3
Aminoglutetimida	250 mg (VO)	-	-	-	-	-	-	-	-	-	-	-	-	-	1	1	1
Triiodotironina (T3)	20 mcg (VO)	-	-	-	-	-	-	-	-	-	-	2	3	4	2	3	4
Tetraiodotironina (T4)	25 mcg (VO)	-	-	-	-	-	-	-	-	-	-	4	6	8	4	6	8
Efedrina	30 mg (VO)	-	-	-	-	-	-	-	3	3	6	6	8	8	8	8	8

IM: intramuscular (parenteral); **VO:** via oral; **SC:** subcutâneo; GH: hormônio de crescimento

Poderíamos citar inúmeros exemplos de uso de doses exageradas, muito maiores que as moderadamente supraterapêuticas sugeridas por Llewellyn W. (*Anabolics*, 2017) baseado na prática, ou pelos estudos científicos com desenho metodológico adequado que utilizaram EAA em jovens saudáveis (Bhasin S., 1996; Bhasin S., 2000; Bhasin S., 2001). No entanto, o conceito de que quanto maior a dose, maior o potencial de efeito adverso, a essa altura do livro, já deve estar bastante claro.

Assim passaremos a outro ponto de destaque que contribui para erros do uso de EAA, e este é a polifarmácia associada aos ciclos de EAA.

Evans N. A., em 1997, no *Survey* realizado com 100 usuários de EAA, verificou que associado ao uso, 12% apresentavam uso concomitante de GH, 2% de insulina e 2% de hormônio de tireoide. O mesmo autor em parceria com outros pesquisadores (Parkinson A. B. e Evans N. A., 2006), em 2006 realizou um outro *Survey*, agora com 500 usuários, e observou incremento da polifarmácia associada ao uso de EAA, com 25% utilizando GH, 25% insulina, e 45% hormônio de tireoide. Assim, pontua o autor que: "Algumas destas drogas acessórias são potencialmente mais danosas que os EAA. O Uuso não supervisionado de insulina, diuréticos, estimulantes e tiroxina podem precipitar maior número de emergências" (Evans N. A., 2004).

Ip E. J. e cols. (2012) em um estudo de série de casos de 41 usuários de insulina, observou que 56,8% dos usuários reportaram episódios de hipoglicemia, com 2,9% com hipoglicemia associada a estado inconsciente.

No geral, insulina, diuréticos e estimulantes (efedrina, anfetamina, hormônios de tireoide, se utilizados em doses erradas, podem gerar efeitos colaterais graves (traumas ou quedas por hipoglicemia, podendo levar a coma hipoglicêmico; arritmias cardíacas por distúrbios hidroeletrolíticos promovidos pelos diuréticos ou pela uso de hormônio de tireoide e estimulantes) e até mesmo fatais.

No estudo referido acima (Parkinson A. B. e Evans N. A., 2006), os autores também mapearam a grande variação de quantidades de medicamentos comumente utilizados como acessórios ao ciclo de EAA, e assim: 1) GH 2-32 UI/dia; Insulina: 2-60 U/dia; Cafeína: 50-800 mg/dia; Efedrina: 25-250 mg/dia; T3/T4: 100-300 mcg/dia; Clenbuterol: 20-200 mg/dia. Vale ressaltar que algumas dessas dosagens (ex. insulina, GH) poderiam ser muito altas mesmo quando utilizadas para fins terapêuticos. Ainda, outros medicamentos também foram mapeados como inseridos no período do ciclo de EAA, como, por exemplo, o Citrato de Clomifeno, Anastrozol ou Letrozol, Tamoxifeno, e HCG.

Então, pelo observado, os autores posicionam que: "os efeitos adversos decorrentes do uso de EAA não impedem que usuários utilizem altas dosagens. Ao invés de reduzirem as dosagens de EAA, uma prática comum é a administração em conjunto de outros medicamentos para aliviar ou prevenir os efeitos adversos induzidos pelos EAA" (Parkinson A. B. e Evans N. A., 2006).

Outro estudo de *Survey* (Perry P. J., 2005) que avaliou 207 fisiculturistas e levantadores de peso, também observou uso concomitante de múltiplos medicamentos associados ao ciclo de EAA (Citrato de Clomifeno, Anastrozol, Clenbuterol, T3, GH, Insulina, Tamoxifeno, HCG, Metformina, e Finasterida). A literatura científica reporta que recursos ergogênicos (não EAA) são frequentemente utilizados em grande quantidade (número de substâncias) e associados aos EAA, e os valores médios para homens no estudo de *Survey* de Ip E. J. e cols. (2010) foram de 8,9 ± 4,5, e para mulheres de 7,7 ± 3,9 substâncias associadas.

Considerações Finais

Os principais erros do uso inadvertido de EAA são: o uso prolongado (muitas vezes de forma continuada), em dosagens extremas (muito acima do "moderadamente suprafisiológico"), com drogas de mercado paralelo (contaminantes potencialmente tóxicos), uso de polifarmácia associada e em altas dosagens. Muitos desses erros (e assim os potenciais efeitos adversos) poderiam ser evitados ou reduzidos se houvesse uma boa orientação do usuário de EAA, seja na forma de informação de qualidade em mídias de grande circulação ou dada por profissionais de saúde.

Por fim, é muito importante que esses fatores sejam levados em conta e devidamente discutidos nos estudos que envolvem o uso de EAA, para que não haja enviesamento das conclusões a respeito de efeitos adversos que sejam unica e exclusivamente decorrentes dos EAA.

Referências

Bhasin S, Storer TW, Berman N, et al. The effects of supraphysiologic doses of testosterone on muscle size and strength in normal men. N Engl J Med. 1996 Jul 4;335(1):1-7.

Bhasin S, Woodhouse L, Casaburi R, et al. Testosterone dose-response relationships in healthy young men. Am J Physiol Endocrinol Metab. 2001 Dec;281(6):E1172-81.

Bhasin S. The dose-dependent effects of testosterone on sexual function and on muscle mass and function. Mayo Clin Proc. 2000 Jan;75 Suppl:S70-5.

Evans, N. A. Current concepts in anabolic-androgenic steroids. Am. J. Sports Med. 2004;32:534-542.

Evans. N. A. Gym &Tonic: a profile of 100 male steroid users. Br J Sports Med. 1997;31:54-58.

Graham MR, Davies B, Grace FM, Kicman A, Baker JS. Anabolic steroid use: patterns of use and detection of doping. Sports Med. 2008;38(6):505-25.

Ip EJ, Barnett MJ, Tenerowicz MJ, et al. Women and Anabolic Steroids: An Analysis of a Dozen Users. Clin J Sport Med. 2010; 20:475-481.

Ip EJ, Barnett MJ, Tenerowicz MJ, et. al. Weightlifting's risky new trend: a case series of 41 insulin users. Curr Sports Med Rep. 2012 Jul-Aug;11(4):176-9.

Parkinson AB, Evans NA. Anabolic Androgenic Steroids: A Survey of 500 Users. Med Sci Sports Exerc. 2006;38(4):644-651.

Perry PJ, Lund BC, Deninger MJ, et al. Anabolic steroid use in weightlifters and bodybuilders: an internet survey of drug utilization. Clin J Sport Med. 2005 Sep;15(5):326-30.

Capítulo 12

Indicações clássicas/ médicas dos EAA

Como já foi visto neste livro, no capítulo sobre o histórico dos EAA, a partir da década de 30, com especial destaque para o pesquisador **Charles Daniel Kochakian**, muitas potenciais utilizações dos EAA com fins terapêuticos passaram a ser propostas, a partir do racional das propriedades de retenção de nitrogênio muscular proporcionadas pela administração de testosterona.

Além das propriedades de melhora de síntese proteica muscular, os EAA apresentam uma atividade ainda mais benéfica em situações de doença, que é a sua ação como fármaco anticatabólico. Assim, inúmeras doenças que cursam com redução ou deficiência proteica (seja diretamente pela redução de ingesta ou síntese muscular, ou indiretamente pela redução da produção endógena de hormônios anabólicos), aumento do catabolismo, são potencialmente melhoradas com a ação dos EAA.

Segundo Kochakian C. D. (1976), a abordagem inicial padrão do tratamento de doenças deveria contar com a terapêutica específica associada à adequação nutricional, e quando da adição dos EAA (segundo inúmeros estudos em diversas condições patológicas), esses efeitos benéficos seriam somados, em especial no que abrange à restauração do metabolismo proteico, bem como da redução da deficiência.

Algumas outras propriedades de destaque terapêutico constadas no *Handbook of Experimental Pharmacology – Anabolic Steroids* que podem ser promovidas pelos EAA são:

1) Aumento da atividade osteoblástica e aumento da densidade mineral óssea;

2) Aumento da eritropoiese (aumento da produção das células da linhagem vermelha do sangue) utilizada para tratamento de casos de anemia refratária;

3) Aumento da fibrinólise (aumento da quebra de fibrina, atuando como fator antitrambose);

4) Atuação como hipolipemiante (redução dos níveis e melhora do perfil dos lípides sanguíneos);

5) Atuação positiva como hipoglicemiante, melhorando a sensibilidade à insulina e melhora do metabolismo da glicose;

6) Atuação promovendo melhora de diversos processos psíquicos, utilizadas em tratamento de depressão e algumas psicoses selecionadas;

7) Outros: melhora do humor, aumento da concentração, aumento da atividade psicomotora, incremento de energia, aumento da capacidade de trabalho físico, aumento do apetite, e aumento do bem-estar geral.

Historicamente, considerando usos terapêuticos, a utilização dos EAA tornou-se muito popular em diversos países, não só em casos de doenças conhecidas, mas também no tratamento de queixas inespecíficas (vagas ou mal definidas) assim como fadiga (cansaço) físico e mental.

Como doenças e condições específicas de saúde, foram compilados na publicação de Kochakian (1976) inúmeros estudos controlados e não controlados apresentando benefícios no tratamento de: 1) cirrose hepática e outras hepatopatias; 2) insuficiência renal aguda; 3) uremia crônica; 4) doenças cardíacas; 5) doenças vasculares (incluindo vasculopatias reumáticas e ateroscleróticas); 6) doenças gastrointestinais (gastrite e úlcera gástrica e duodenal, gastrectomia, enterocolites, pancreatite); 7) distrofias musculares; 8) tuberculose pulmonar; 9) retinopatia diabética; 10) baixo peso, desnutrição e caquexia, decorrentes de diferentes doenças; 11) pós-operatório de cirurgias grandes e pequenas (gástricas, ortopédicas, cardíacas, pulmonares); 12) melhora funcional em pacientes geriátricos; 13) pacientes em quimioterapia por câncer; 14) combate aos efeitos do acometimento por agentes citóxicos.

O médico americano William Taylor compilou, em uma publicação de 2002, uma série de racionais de indicações terapêuticas dos EAA, com o objetivo de melhorar o potencial anabólico quando do acometimento por diferentes doenças. Muitas delas, nesta data, considerando que estamos falando de mais de 15 anos atrás, ainda não tinham plena comprovação vista em ensaios clínicos publicados em bases de dados científicos. No entanto, atualmente, muitos dos racionais propostos naquela época pelo médico foram *a posteriori* confirmados em estudos clínicos e deveriam ser devidamente considerados como grande potencial adjuvante terapêutico.

- Potencial atuação dos EAA como adjuvante terapêutico em doenças (William Taylor):

1- Sarcopenia e fragilidade
2 - Osteoporose induzida por corticosteroides
3- Osteoporose pós-menopausa e terapia de reposição hormonal em mulheres
4 - Osteoporose e Andropausa masculina
5 - Doenças autoimunes
6 - Esclerose Lateral Amiotrófica
7 - Fadiga crônica
8 - Esclerose Múltipla
9 - Artrite Reumatoide
10 - Síndrome de Sjogren
11 - Lúpus Eritematoso Sistêmico
12 - Esclerose sistêmica/múltipla
13 - AIDS e infecção por HIV
14 - Lesão térmica/Queimados
15 - Câncer
16 - Doenças cardiovasculares e reabilitação cardíaca
17 - Doença pulmonar obstrutiva crônica
18 - Acidente Vascular Encefálico
19 - Diabetes Mellitus
20 - Doença renal crônica
21 - Distrofias musculares e miopatias
22 - Lesão medular
23 - Doença de Alzheimer e déficit cognitivo
24 - Osteoartrite
25 - Imobilismo e alterações de gravidade clínica
26 - Terapia Nutrológica/Nutricional
27 - Doenças dermatológicas e cura de feridas

Considerações finais

Na medicina, temos hoje que muitas poderiam ser as indicações do uso de EAA em caráter terapêutico, em especial nas doenças que promovem aumento do catabolismo em suas diferentes esferas. No entanto, devido ao histórico, em especial à associação com escândalos de *doping* e como algo "proibido e danoso", os próprios médicos atualmente apresentam-se receosos quando da utilização dessa classe de agentes farmacológicos no seu arsenal terapêutico.

As aplicações terapêuticas, feitas de forma detalhada, fogem ao escopo deste livro, mas serão abordas em obras posteriores, por causa da importância do tema, e seu potencial de modificação da qualidade de vida e funcionalidade, alterando potencialmente o prognóstico de diferentes doenças.

Referências

Kochakian CD. Anabolic-Androgenic Steroids – Handbook of Experimental Pharmacology, Springer Ed. New York, 1976.

Krüskemper HL. Anabolic Steroids, Academic Press Ed., New York and London, 1968.

Taylor WN. Anabolic Therapy in Modern Medicine, McFarland & Company, 2002.

Capítulo 13

Medicina baseada em evidências e os EAA

a) Hierarquia científica

Quando adentramos ao estudo mais acadêmico desse polêmico tema que é o uso de EAA, seja para fins terapêuticos ou estéticos e esportivos, é necessário que olhemos o tema sob a ótica de uma adequada avaliação e julgamento crítico da evidência em questão. Assim, o objetivo deste capítulo, incluído propositalmente neste livro, é dar ao leitor, seja leigo ou profissional, alguma base de conhecimento para que possa ser crítico ao ler um estudo científico, reduzindo a chance de um viés de interpretação das conclusões dos autores, e também para que possa questionar e pensar abertamente sobre o que foi observado e relatado, não aceitando qualquer publicação científica como uma verdade inquestionável.

Assim, é imprescindível que abordemos a qualidade das evidências científicas em escala hierárquica, ou seja, quais são os melhores desenhos de estudos, incluindo vantagens e desvantagens, para elucidação de uma determinada pergunta a respeito do uso de EAA (ex. efeitos musculares, efeitos cardiovasculares, etc.). Segundo Luna-Filho B.: "O desenho de uma pesquisa é realizado na tentativa de adequadamente responder a uma pergunta minimizando os vícios que possam influenciar as conclusões dos investigadores". A **tabela 13.1**, que será discutida mais detalhadamente mais adiante, sumariza a hierarquia de evidências segundo os desenhos de estudo

Tabela 13.1 – Escala hierárquica de força de evidência científica dos desenhos de estudo.

Desenho	Controle*	Seguimento	Coleta de dados	Intervenção
Ensaio Clínico	Sim SP	Sim	Prospectiva	Sim
Coorte	Sim AS	Sim	Prospectiva	Não
Transversal	Sim AS	Não	Simultânea	Não
Caso-controle	Sim CP	Não	Retrospectiva	Não
Relato de casos	Não	Não	Retrospectiva	Não

SP: sorteio do pesquisador; AS: autodeterminação do sujeito; CP: conveniência do pesquisador.

- *Ensaio Clínico:*

O único desenho de pesquisa que pode evitar fatores de confusão é o ensaio clínico que distribui os sujeitos por randomização ou sorteio, sendo assim, é o desenho de estudo de maior força de evidência científica, em especial para estabelecimento de causalidade. Nesse tipo de estudo, o pesquisador atua no controle, na coleta de dados, no seguimento e na intervenção. Este também respeita a evolução natural do processo dinâmico entre saúde e doença, uma vez que garante que a exposição (seja ela um fator de risco, um agente infeccioso ou uma intervenção, no caso, para este livro, o uso de EAA terapêutico ou estético/esportivo) anteceda o aparecimento do desfecho (ex. infarto, AVE, hipertensão, lesão hepática, insuficiência renal, morte, etc.).

Medidas de risco (ex. risco relativo, risco absoluto, razão de chances ou *odds ratio*) ou de associação (ex. uso de EAA e associação com/ risco de hepatocarcinoma) são calculadas de forma mais precisa nesse tipo de estudo. No entanto, apesar de ser o melhor desenho para responder sobre causalidade de alguma intervenção (ex. uso de EAA e algum efeito adverso), é um estudo por vezes pouco realizável devido ao alto custo necessário para acompanhamento ao longo do tempo (o que por vezes poderia levar muitos anos até o aparecimento de um desfecho como infarto ou morte por exemplo), porque pode infringir a ética (ex. fazer um estudo randomizado para ver se usar doses moderadas ou extremas de EAA causa mais ou menos efeitos adversos), e pela distância da prática (nesse tipo de estudo muitas vezes os pacientes apresentam homogeneidade de características clínicas, utilizam apenas EAA na intervenção, o que é mais difícil na prática no mundo real).

- *Coorte (Prospectivo):*

A segunda melhor evidência para causalidade são os estudos observacionais ou longitudinais (também chamados de coorte, de desenvolvimento prospectivo e retrospectivo), ou seja, que promovem um acompanhamento (sem intervenção do pesquisador) ao longo do tempo, de expostos e não expostos a um determinado fator de risco, para verificação de ocorrência ou não de um determinado desfecho (ex. acompanhar usuários e não usuários de EAA para observação de desenvolvimento de cardiopatia). Uma premissa bem importante, que garante veracidade das observações, é a certificação de que o desfecho não está de fato presente antes da exposição. Ou seja, nesse tópico, se os usuários de EAA já não apresentam doença em desenvolvimento antes de iniciar o uso. Vale ressaltar, e para quem tem olhos atentos é muito fácil perceber, que muitos estudos envolvendo EAA não realizaram avaliação/exames de usuários previamente ao início de uso de EAA para realmente atestar que o desfecho não estava já presente.

Como vantagens dos estudos de coorte prospectivos (partem da exposição a um fator de risco para o desfecho) são bons para definir a incidência (aparecimento de novos casos), a história natural da doença (ou seja, a evolução de um caso clínico, visto que o acompanhamento em geral é por mais longo período) e pode sugerir uma causalidade (quando associada a critérios específicos, ex. critérios de Bradford Hill, veremos mais adiante). Como desvantagens também são estudos caros, dado o necessário acompanhamento por longos períodos (pode também ocorrer a perda de seguimento de muitos incluídos no estudo), são difíceis de realizar quando o desfecho esperado é raro (ex. doença coronária em jovens, perto de 1%), e podem ter a sua associação presente devido a confundidores, visto que o pesquisador não intervém na amostra selecionada (ex. de confundidores: uso de EAA concomitante com altas doses de GH, anfetaminas, insulinas, drogas ilícitas, etc.).

- *Coorte (Retrospectivo):*

Um outro modo de fazer um estudo longitudinal é realizar um estudo de coorte retrospectivo. Este é semelhante ao coorte prospectivo, com a diferença que todos os eventos já aconteceram e estão no passado. Em geral utilizam de bancos de dados, muitas vezes feitos para outros motivos que não o do estudo que está sendo realizado (ex. prontuários médicos de clínicas/hospitais). No caso dos EAA, seria como avaliar prontuários médicos que contivessem informações do uso, com acompanhamento de anos (ex. 10 anos), até um determinado momento para ver a presença ou não de algum desfecho que se quis estudar.

As vantagens da abordagem retrospectiva são: 1) estudo de rápida realização; 2) baixo custo operacional; 3) maior facilidade para estudo de doenças com longo período de evolução, ou longo período de aparecimento de desfechos; 4) são melhores que os estudos tipo caso-controle, pois a amostra selecionada para o estudo veio de uma mesma população (redução do viés de seleção – ou seja, os que desenvolveram a doença eram originariamente de uma população diferente em comparação aos que não desenvolveram, por exemplo, maior ou menor probabilidade, prevalência de fatores de risco, história familiar, local de moradia, etc.).

As desvantagens desse modelo são: 1) ausência de controle sobre as medidas que foram realizadas (métodos de medida não adequados, registros falhos); 2) sujeito a viés de memória (ex. quando existe questionário, ou entrevista aos estudados, sobre eventos do passado); 3) em geral os fatores de confusão estão ausentes em registros (ex. padrão dietético, tabagismo, estilo de vida, exercícios, estresse, etc.). No caso dos EAA, seriam fatores confundidores, por exemplo, o uso de múltiplas drogas associadas (polifarmácia) que podem contribuir para o aparecimento do desfecho (ex. anfetaminas, diuréticos e arritmias cardíacas), padrão da dieta, álcool, drogas ilícitas, história familiar, drogas oriundas de mercado paralelo, tipos de drogas, dosagens, tempo de utilização, entre outros.

- *Transversais:*

Esse tipo de estudo é o que chamamos de um corte transversal no tempo, ou seja, ele vê todos os fatores (exposição e/ou presença de um determinado fator de risco e o desfecho) em um único momento. Muito utilizado para averiguar a prevalência (número de casos presentes em uma população em um dado momento), ou para pesquisa de associação entre dois fatores.

Em geral, a população pesquisada ou deveria ser completa ou então deveria ser uma amostra representativa, feita através de métodos de seleção sistemática dessa população. Como vantagens temos que é uma estratégia simples (muitas vezes uma única coleta de dados), de baixo custo operacional e sem a possibilidade de perda de seguimento como nos estudos de coortes prospectivos.

No entanto, existem desvantagens desse tipo de desenho de pesquisa, como, por exemplo, o fato de não poder predizer causalidade (não consegue estabelecer que um fator seja causa de um desfecho), pois como é um corte no tempo, um único momento, não há garantia de que a exposição antecede o desfecho. Não pode também fornecer dados sobre a evolução clínica natural de alguma doença, ou prognóstico de alguma doença. Por fim, o viés de memória (no caso dos "*survey*" - pesquisas via internet), de coleta de dados que exijam lembrança de eventos no passado, pode estar presente.

No caso dos EAA é comum encontrar estudos publicados com algum tipo de avaliação clínica ou laboratorial, de marcadores intermediários (ex. colesterol, glicemia, enzimas hepáticas), em um único momento (transversais), que acabam por "concluir" ou "inferir" indevidamente uma causalidade do uso de EAA e algum desfecho clínico (ex. infarto, acidente vascular encefálico, morte). Outro fator bastante comum é a não representatividade da amostra estudada frente à população total de usuários de EAA, frequentemente os pesquisadores colocam cartazes em academias, fazem envio de *e-mails* ou *posts* em *sites* convidando para a pesquisa, e isso pode gerar o chamado viés de seleção da amostra (ou seja, existe a possibilidade de que a amostra estudada não tenha as mesmas características da população de usuários - exemplo: Quem respondeu à pesquisa, respondeu por quê? Quantos dos que foram convidados se interessaram em participar, e os que se negaram, qual foi o motivo? Será que quem nunca teve efeitos adversos não se interessou em responder? Os que tiveram efeitos muito graves e não mais estão em academia treinando, não tiveram a oportunidade de participar da pesquisa? Entre outras perguntas que poderíamos fazer).

- Caso-controle:

Nesse desenho de estudo, parte-se do desfecho (ex. infartados, sequelados de acidente vascular encefálico, cardiopatas, hipertensos, etc.), e olhando para trás verifica-se quem foi ou não exposto ao fator de risco investigado (ex. uso de EAA, dislipidemia, sedentarismo, tabagismo, etilismo, etc.). O papel mais importante desse tipo de estudo é a formulação de novas hipóteses, via possíveis associações ou correlações encontradas como estatisticamente significantes. Como vantagens é um desenho de estudo que facilita a abordagem de doenças raras ou com longo período de latência (até o aparecimento clínico) ou evolução (como evolui a doença em já doentes), não requer grande esforço, tempo e custo operacional.

No entanto, no contexto clínico, esse desenho de pesquisa é o que apresenta menor força de evidência científica. O pesquisador não intervém (não tem controle de potenciais confundidores), faz uma coleta de dados retrospectiva (sujeita a viés de memória, pela inversão da história natural da doença que deveria ir da exposição para o desfecho), não faz seguimento ao longo do tempo (eventos já aconteceram), a amostra (tanto os casos como os controles) é selecionada segundo a conveniência do pesquisador (não há um cálculo amostral, o pesquisador decide quantos casos e quantos controles coloca no estudo e assim fica sujeito ao viés de seleção de amostra; possibilidade de não representatividade da população; e a população que originou os casos pode ser diferente da população que originou os controles, por exemplo, os casos podem vir de uma população onde a prevalência de fatores de risco eram já maiores). Ainda podemos citar o viés de aferição, no caso de revisão de prontuários por exemplo, onde as medidas não foram realizadas pelos pesquisadores, sendo feitas por diferentes indivíduos, em diferentes tempos, e talvez de diferentes formas.

No caso dos EAA existem muitos estudos desse tipo publicados em revistas de alto fator de impacto (ex. Baggish AL, 2010; Søndergaard EB, 2014), que partiram de um desfecho (por exemplo insuficiência cardíaca) e investigaram se no passado os sujeitos haviam utilizado EAA, induzindo a conclusão (de forma indevida, pois esse desenho não permite esse tipo de certeza) de que houve uma causalidade decorrente do seu uso. Bastante frequente também é encontrar estudos que mapearam uso de EAA e de diversas outras substâncias/agentes farmacológicos associados, mas os dados aparecerem apenas nas características da amostra e não serem posteriormente discutidos como possíveis fatores confundidores das conclusões. Outros apenas perguntam aos participantes sobre os EAA e não dizem se foi ou não investigado o uso de outras substâncias associadas.

- Relatos de caso/Série de casos:

São relatos de algum desfecho determinado (ex. acidente vascular encefálico, infarto, hepatocarcinoma) feitos de forma descritiva e ilustrativa (de preferência com boa riqueza de história clínica e possíveis fatores intervenientes, exames de imagem e laboratoriais, condutas tomadas, etc.), referentes ao caso em questão. Servem principalmente ao propósito de doenças emergentes, por exemplo, a associação de microcefalia com o Zika vírus foi levantada após o relato de vários casos em uma mesma região, ou, por exemplo, quando um paciente apresenta uma doença que já era considerada erradicada podendo ser um indício do reaparecimento desta.

No entanto, na maioria dos casos, não são estudos que conferem adequada causalidade devido ao fato de que muitos fatores podem ter contribuído para o desfecho observado.

Por vezes, em se tratando de relatos de efeitos adversos do uso de EAA, esses tipos de estudos acabam sendo considerados como "um estudo que polui a base de dados científicos", pois faltam inúmeras peças no quebra-cabeça para que se possa ter maior certeza sobre a causalidade. Assim, poucas conclusões podem ser tiradas sobre o real efeito dos EAA quando não houve uma avaliação antes do uso (garantia de que o desfecho não era já presente), não foi a única medicação utilizada (polifarmácia com medicamentos que potencialmente contribuem para risco do desfecho), uso de drogas oriundas de mercado paralelo (falsificadas, contaminadas, sub ou superdosadas), e assim chega-se perto de um "causo" relatado de forma científica.

Muitos destes, chamados "poluentes", são por vezes englobados em artigos de revisão narrativa (que em geral não contém uma busca sistematizada nem avaliação crítica das evidências encontradas) e juntados a vários relatos de caso, temos uma "grande poluição", publicados em revistas com fator de impacto alto e, infelizmente, acabam virando verdade para aqueles que não possuem olhos atentos e crítica científica mais aguçada.

- Estudos em modelos animais:

Não poderíamos encerrar a questão dos desenhos de estudo sem falar dos estudos que utilizaram modelos diferentes dos modelos humanos para algum tipo de investigação. Segundo Luna-Filho e Nobre M &Bernardo WM, em ciência, a validade externa (ou seja, a capacidade de os resultados daquele estudo serem extrapoladas para uma população além da amostra avaliada) não pode ser diretamente realizada de pesquisas de laboratório, *in vitro*, ou com animais e cadáveres, por melhor que seja a qualidade da evidência.

No caso dos EAA, muitos estudos de revisão de literatura ou mesmo a referência utilizada para discussão dos achados de estudos observacionais/transversais/relatos de caso são provenientes de estudos utilizando modelos não humanos e, infelizmente, vemos esse erro científico crasso cometido com bastante frequência. Para tomada de decisão clínica, esse tipo de estudo está entre os piores, pois não necessariamente os efeitos (benéficos ou colaterais) observados nesse modelo significam que acontecem da mesma forma em humanos.

Como exemplo, um estudo prévio (Long S.F. 1996) avaliou efeitos adversos (cocaína, associada ou não a nandrolona e aumento de agressividade) decorrentes do uso de EAA em modelos animais, se extrapolássemos as doses utilizadas nos animais para humanos, estas seriam equivalentes ao uso de 14 ampolas de Deca-Durabolin (50 mg/mL) por dia. Assim, é muito óbvio que efeitos adversos aconteceriam em qualquer que fosse a espécie. Esse estudo, talvez sem um mínimo de capacidade de validade externa (extrapolação) para humanos, foi utilizado como referência de um estudo recente de efeitos adversos do uso de EAA (Porello RA. et al, 2018) como "evidência" de malefício, deixando nas entrelinhas que o estudo apresentava doses absurdas e feito em modelos animais (e isso acontece com bastante frequência nas discussões de artigos que buscam avaliar efeitos colaterais dos EAA, talvez por viés cognitivo de intenção dos autores em achar alguma evidência que corrobore a crença prévia ao discurso).

Um excelente e marcante artigo de Shanks N. e cols., publicado em 2009 no periódico *Philosophy, Ethics, and Humanities in Medicine*, questiona a validade (mesmo em estudos pré-clínicos, ou seja, antes de algo ser testado em humanos) de pesquisas feitas em modelos animais poderem ser válidas para modelos humanos, e a conclusão dos autores põe em xeque essa validade.

b) Prova do conceito e princípio da complacência:

- *Prova do conceito:*

Uma evidência científica (estudo, pesquisa) serve para gerar um "conceito", que vai nortear individualmente a decisão clínica, mas não necessariamente cria uma regra rígida a ser aplicada fielmente a todas as situações. Assim, quando estamos diante de uma evidência de boa qualidade (chamamos isso de boa "validade interna", ou seja, a metodologia do estudo é adequada, e esse fato aproxima os resultados do que seria a verdade de fato), nós observamos o conceito gerado e o guardamos, pois ele influenciará o pensamento científico posteriormente.

Quando esse princípio não é bem compreendido, além de encaixotar o raciocínio clínico, gera um uso/pensamento caricatural da Medicina Baseada em Evidências (MBE). Dois erros bastante comuns são evitados pela compreensão desse princípio, que são: 1) o de achar que a conclusão do estudo cria uma regra ou receita de bolo a ser sistematicamente reproduzida; e, 2) querer copiar o método do trabalho científico na prática clínica.

Assim, não é porque uma terapia se mostrou eficaz ou benéfica que devemos aplicar a todo mundo (artigo não é uma regra que deve necessariamente ser aplicado), e não é porque determinada dose e duração foi utilizada que devemos seguir dessa mesma forma para todos. Nas palavras do médico e professor Prof. Dr. Luís Cláudio Correia, em seu curso *on-line* de MBE (www.medicinabaseadaemevidencia.com.br): "*ler um artigo e valorizar a evidência é um coisa diferente de adotar a evidência.* MBE *não é medicina copiada de artigo, é uma decisão individualizada e norteada pelo conceito comprovado em uma evidência científica*".

Traduzindo para o escopo deste livro, seria o fato de que se um estudo comprovou que EAA é eficaz em promover aumento de massa muscular em jovens saudáveis, deveríamos aplicar em todos os jovens saudáveis que necessitem de aumento de massa muscular. Assim, será que quem não treina devidamente, quem não tem uma dieta adequada ao objetivo, não possui um sono e descanso adequado deveria receber EAA ou teria o mesmo resultado comparado aos que treinam, fazem dieta e possuem sono e descanso adequado? Será que um jovem saudável, porém com os níveis de testosterona limítrofes para baixa, se beneficiaria da utilização de EAA para que as concentrações de testosterona ficassem perto de limites fisiológicos superiores? Será que se administrássemos EAA em um jovem saudável e naturalmente já com níveis ligeiramente suprafisiológicos de testosterona, as concentrações seriam demasiadas e potencialmente promoveriam efeitos adversos?

Ou seja, precisamos evitar a confusão frequente entre nível de evidência e grau de recomendação. Uma evidência pode ter uma excelente validade interna (relacionada a metodologia adequada do estudo, da confiabilidade do trabalho, ausência de viés ou erro sistemático) com dados verificados como estatisticamente significantes, mas não necessariamente a significância estatística encontrada se traduz ou tem que se traduzir em significado ou aplicação clínica. Na **tabela 13.2** são apresentados diversos estudos com a comprovação da eficácia da testosterona no aumento de força e massa muscular.

Na **tabela 13.2**, vimos então exemplos de "prova do conceito", isto é, através de estudos de boa qualidade metodológica, o uso de testosterona foi eficaz na promoção do aumento de massa e força muscular, no entanto, isso não significa necessariamente que em todos os casos de hipogonadismo, ou quando da necessidade de aumento de força e massa muscular, a testosterona deva ser utilizada. Por exemplo, treinamento e dieta hipercalórica em conjunto com Citrato de Clomifeno pode ser também medida eficaz em vez da utilização de testosterona. Outro exemplo seria o uso da testosterona apenas em doses baixas, para outras funções que não força e massa muscular (ex. libido, função sexual, fadiga), quando o indivíduo já apresenta boa força e massa muscular.

Tabela 13.2 – Efeitos da reposição de testosterona em homens hipogonádicos.

Estudo	Idade	EAA	Massa muscular	Força muscular
Bhasin *et al.* (1997)	19-47	Enantato de T, 100 mg/sem, 10 sem	+ 5,0 ± 0,7 kg (9,9 ± 1,4%)	+ 22 ± 3%
Katznelson *et al.* (1996)	22-69	Enantato ou Cipionato de T, 100 mg/sem., 18 meses	+ 7 ± 2%	Não avaliado
Brodsky *et al.* (1996)	33-57	Cipionato de T, 3 mg/kg a cada 2 semanas, 6 meses	+ 15%	Não avaliado
Wang *et al.* (1996)	19-60	T sublingual 5 mg, 3× ao dia, 6 meses	+ 0,9 kg (2%)	+ 8,7 kg no *leg press*
Snyder *et al.* (2000)	22-78	T em adesivo transdérmico, 12-36 meses	+ 3,1 ± 3,3 kg	Sem diferença de força de extensão de joelhos (isocinética)
Wang *et al.* (2000)	19-68	T gel (50-100 mg/dia), 180 dias	+ 2,7 ± 0,3 kg	11-13kg no *leg press*

T: testosterona; sem: semana

Estudos prévios (Bhasin S. *et al*, 1996; Bhasin S. 2000; Bhasin S. *et al*, 2001) já foram publicados envolvendo o uso de EAA, de forma controlada, com avaliação de múltiplas doses e seus efeitos em jovens saudáveis, comprovando a eficácia da testosterona (EAA) no incremento de força e massa muscular.

Em estudo de revisão de Hoffman JR & Ratamess NA (2006), os autores observaram a efetividade (benefícios) do uso de EAA em: aumento de massa magra, aumento da secção transversa muscular, redução do percentual de gordura, aumento da força e potência muscular, melhora da recuperação entre as sessões de treino, aumento da síntese proteica, aumento da eritropoiese/hemoglobina/hematócrito, aumento da densidade mineral óssea, aumento das reservas de glicogênio muscular, aumento da lipólise, melhora da transmissão neural, redução do dano muscular, aumento da tolerância a dor e alteração comportamental (melhora da agressividade em esportes de luta).

Quando estamos diante de uma evidência que não é a melhor para inferir causalidade (coorte e transversal, principalmente), do uso de EAA, com documentação de uso de doses exageradas, drogas de mercado paralelo, indivíduos sem avaliação ou acompanhamento médico, polifarmácia, o "conceito" que é trazido nesses estudos para que guardemos é o de que "isso assim, desta forma, é/pode ser danoso". Isto é, esse combinado de fatores, de fato, pode ser danoso, dado a alta prevalência ou alta probabilidade da hipótese uso-dano ser verdadeira.

- Princípio da complacência:

Esse princípio é complementar a prova do conceito descrito acima, e ele respalda a utilização de evidências científicas indiretas, de grande qualidade metodológica, mas que foram obtidas em amostra ou população diferente (semelhante). Isso quer dizer que sempre haverá um questionamento da validade externa (capacidade de extrapolação) do estudo, com pergunta frequente sobre se "o conceito observado no estudo pode ou não ser aplicado ao meu paciente?".

Um paciente nunca é igual a outro e nunca é exatamente igual à média das características da amostra estudada, sempre haverá variação, sendo mais parecidos ou mais diferentes do que a média apresentada no estudo. Assim, existe um pensamento errôneo que coloca que perto de 70-80% das nossas condutas não têm evidência, então que se pode tomar a conduta de acordo com o que se acha. Frequentemente também associado está o questionamento sobre "mas esse tipo de paciente não foi testado no estudo", como se os resultados da intervenção não servisse para outros pacientes que não os que são exatamente iguais ao do estudo.

Isso não é verdade, atualmente estima-se que perto de 40% das evidências atuais para as condutas em saúde venham de evidências indiretas. Como exemplo podemos citar um estudo que tenha sido realizado em americanos hipertensos, e os dados do estudo (prova do conceito, grande qualidade metodológica) poderem ser extrapolados para hipertensos brasileiros. Outro exemplo seria um tratamento com antibiótico para determinada infecção em adultos, mas o estudo foi realizado em homens, e assim seria inválido extrapolar o conceito para mulheres adultas.

Esse princípio não foi inventado, pois observa-se (em análises de subgrupos, por exemplo, idades diferentes, gêneros diferentes, raças diferentes, etc.) que um efeito demonstrado como resultado de um fármaco é homogêneo em diferentes tipos de pacientes. Assim, existe uma grande tendência de que o fenômeno ou benefício se reproduzam em outros tipos de população, salvo quando existir uma grande razão (lógica ou biológica) para que isso não aconteça.

Baseado no estudo sobre análise estatística de efeitos de tratamento, realizado por Schmid C. H. e cols. (1998), podemos dizer que os efeitos do tratamento são bastante homogêneos, tanto na sua presença quanto no tamanho do efeito (magnitude), existindo uma tendência que os riscos relativos não se modifiquem em diferentes populações. Segundo o Prof. Dr. Luís Correia: "*a homogeneidade dos riscos relativos é um fenômeno da natureza que respalda a ampliação da validade externa dos estudos*".

Esse tipo de raciocínio também se baseia na farmacologia, onde se observa que a interação qualitativa entre o efeito da droga e o tipo de paciente é um fenômeno muito raro em medicina, em que o mais comum é a interação quantitativa (decorrente da variação de doses e concentrações). A interação qualitativa seria uma droga ser benéfica em um subgrupo de paciente, e maléfica em outro subgrupo (a "qualidade" do efeito farmacológico da droga muda), e isso quase nunca ocorre em medicina se considerarmos o mesmo desfecho em duas análises diferentes (**figura 13.1**).

Como exemplo ilustrativo, podemos pensar sobre um estudo de tratamento da hipertensão arterial sistêmica, em que a idade média dos pacientes do estudo foi de 55 anos, e o tratamento foi proposto com níveis pressóricos acima de 160 × 100 mmHg. Se o meu paciente apresenta pressão arterial de 150 × 90 mmHg e idade de 65 anos, existiria alguma razão lógica ou biológica para que ele não obtivesse o benefício do tratamento? Possivelmente não, pois a idade do estudo era uma "média", e os níveis pressóricos mais elevados foram escolhidos assim para que houvessem mais desfechos (pacientes mais graves tendem a ter mais desfechos, assim fica mais fácil realizar uma tabela 2 × 2 para cálculo do efeito do tratamento, como, por exemplo, cálculo da redução do risco relativo ou absoluto).

Figura 13.1 – Validade interna, externa, e extrapolação pelo princípio da complacência.

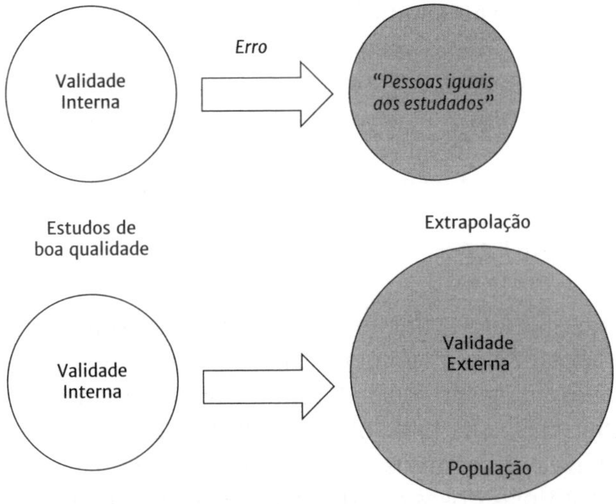

Mas até que ponto toleraríamos algumas diferenças? Se meu paciente tivesse agora 75 anos, será que eu trataria? (Possivelmente sim.) Se tivesse 85 anos? (Talvez, e pensar em reduzir a dose, começando com dose mais baixa.) Se tivesse 95 anos? (Certamente pensaria em custo-benefício, e talvez não.) E se tivesse 105 anos? (Muito provavelmente não) Assim, não há um limite fixo para extrapolação da evidência indireta, pois o limiar de validade externa (extrapolação) varia com cada situação.

Assim, a decisão a respeito da aplicabilidade da evidência requer uma maior maturidade científica e clínica (pois não é uma avaliação tão objetiva), para que não haja erro de condutas, não aplicando a terapia quando se deveria (por pensar, por exemplo "esse tipo de paciente não foi testado no estudo"), ou extrapolar demais a evidência aplicando a terapia quando não deveria (como se ela fosse verdade em qualquer situação).

Cuidado deve ser tomado com o chamado "*trade off – Risco/benefício*" –, ou seja, nas situações em que há um equilíbrio do risco e do benefício, de modo que apesar de o benefício poder se reproduzir o risco de efeitos adversos, aumenta bastante. Seguindo na mesma linha do exemplo dado acima, seria, por exemplo, querer tratar um paciente hipertenso de 95 anos com uma pressão arterial apenas ligeiramente mais alta que o limiar fisiológico, utilizando dose máxima de um anti-hipertensivo.

Um caso em que o que foi falado acima não se reproduziria (prova do conceito e princípio da complacência), seria quando o alvo terapêutico é menor, por exemplo, querer tratar colesterol elevado de quem não possui o colesterol elevado. Ou seja, o benefício esperado de um tratamento de um fator de risco para doença cardiovascular seria menor, pois o nível de colesterol do paciente exemplo é normal, chamamos isso de redução do efeito intrínseco do tratamento.

- Aplicação aos EAA:

Se o que foi lido acima foi adequadamente entendido, podemos agora extrapolar os conhecimentos pensando sobre o uso de EAA em jovens saudáveis. Assim, considerando um tratamento realizado em estudos (Bhasin S. *et al*, 1996; Bhasin S. 2000; Bhasin S. *et al*, 2001) com jovens saudáveis americanos, avaliando resultados de hipertrofia muscular com múltiplas doses da administração de testosterona, será que esse efeito não se reproduziria em brasileiros?

Se estudos realizados com pacientes com hepatopatia alcoólica (Mendenhall CL, 1984; Mendenhall CL, 1993; Bonkovsky HL, 1991; Bonkovsky HL, 1991 (a)) não viram efeitos hepatotóxicos do uso de 80 mg de oxandrolona oral (pacientes já com comprometimento funcional hepático), será que o uso de 40 mg de oxandrolona oral em jovens saudáveis (com funções fisiológicas plenas) seria hepatotóxico?

Se um estudo (Chung T, *et al*, 2007) com boa validade interna (randomizado, placebo controlado e com avaliação pela escala JADAD (0-5) de 5, com cálculo amostral adequado para um poder de 80% no estudo), feito com jovens americanos saudáveis, comparando o uso de Nandrolona e Testosterona por 4 semanas, avaliando a função cardíaca por Ecocardiograma (Fração de ejeção de ventrículo esquerdo), não viu efeitos adversos na função e na morfologia cardíaca, será que o mesmo efeito seria visto em homens jovens de outra nacionalidade?

E assim poderíamos discutir diversos outros efeitos dos EAA que foram observados em pacientes com alguma doença ou demanda, sejam eles efeitos benéficos ou adversos (alteração de lípides plasmáticos, alteração do hamatócrito, alteração de enzimas hepáticas, alteração morfológica cardíaca, alteração muscular com hipertrofia, etc.), e as possíveis extrapolações da evidência indireta, respaldando cientificamente o uso de EAA em diferentes populações, do jovem ao acometido por diversas doenças.

De modo geral, para um medicamento ter sido liberado para uso e permanecido em comercialização no mercado, ele passou com sucesso pela "fase pré-clínica" de estudos (ex. modelos fisiológicos, *in vitro*, modelos animais), e também pela "fase clínica" (estudos com população humana). A fase clínica de estudos é composta de quatro fases; sendo a primeira para avaliação de toxicidade em pequenos grupos; a segunda ainda em grupos pequenos expandindo para grupos maiores avaliando as dosagens terapêuticas; a terceira em grupos maiores para avaliar efeitos dos tratamento e comparativamente a outros tratamentos semelhantes no mercado; e, por fim, a quarta fase, que acompanha uso em longo prazo de uma população maior decorrente de múltiplos estudos, para averiguação de efeitos terapêuticos e adversos.

Assim, os EAA, bem como qualquer outra medicação, que estão em longo período sendo comercializados e passaram pelas fases pré-clínica e clínica, certamente apresentam um bom padrão de efetividade e segurança do uso clínico dessa classe de agente farmacológico.

Infelizmente, os estudos envolvendo o uso de EAA que foram mal conduzidos, que apresentam viéses importantes (como visto no item **a** deste capítulo, como, por exemplo, as drogas de mercado paralelo, doses exageradas e por tempo prolongado, indivíduos sem avaliação prévia ou acompanhamento clínico) é que têm sido extrapolados (validade externa) no raciocínio e na tomada de decisões clínicas, claro, inadvertidamente, pois os estudos bem conduzidos (validade interna, prova do conceito), com adequada "prova de conceito", é que em verdade deveriam ser os extrapolados para utilização em raciocínio clínico e tomada de decisões.

Cabe ao leitor ter o seu próprio julgamento, baseado nos conceitos apresentados sobre tipos e qualidade de evidências científicas, avaliando também a validade interna e externa dos estudos sobre o sentido e a possibilidade ou não de raciocinar considerando o uso de EAA para outras finalidades que não as terapêuticas.

c) Proibido vs. controlado – adequado acompanhamento médico

Há uma confusão de conceitos tanto entre leigos como em profissionais sobre a prescrição e uso de EAA. Assim, é necessário sempre esclarecer alguns pontos importantes:

1) O comércio (não realizado por farmácias e/ou distribuidoras de medicamentos), envolvendo a fabricação e a compra de EAA é proibido, pois não é permitido a comercialização de drogas por indivíduos ou empresas que não sejam devidamente legalizadas, fiscalizadas e autorizadas ao funcionamento e comercialização de agentes farmacológicos.

2) Quando um atleta participa de competições controladas por entidades esportivas que possuem política de antidopagem, o uso de EAA é considerado ilícito.

3) A prescrição de EAA não é proibida para qualquer finalidade (terapêutica ou estética esportiva), o médico pode prescrever mediante a receituário controlado (medicamento controlado) em doses padronizadas, no entanto, os Conselhos (Federal e Regional) consideram a prescrição para fins não terapêuticos como antiético (falta ética).

Há uma controvérsia de opiniões sobre o acompanhamento médico de usuários de EAA. Muitos pensam que aqueles que optam por fazer uso (ilícito ou de comércio ilegal e para fins não terapêuticos) devem ser desencorajados ao uso, e não fornecer acompanhamento médico com a justificativa de não estar consentindo o uso. No entanto, a demonização ao uso de EAA que acontece com frequência sobre o seu uso (quase sempre pela mídia leiga ou por profissionais desatualizados/não da área) pode oferecer mais aversão à procura de profissionais de saúde, em especial médicos.

Outros pensam que o acompanhamento médico é uma oportunidade interessante para o fornecimento de informações sobre o uso, abuso, benefícios e efeitos adversos, o que forneceria melhor conhecimento ao usuário e, assim, potencialmente podendo reduzir a utilização de doses exageradas, tempo prolongado, etc.

Assim, o acompanhamento médico poderia fazer muita diferença em informar usuários, potencializando o desvio do uso indevido dos EAA. Outra esfera de atuação seria na redução ou tratamento precoce (além da orientação) de possíveis efeitos colaterais experienciados, que poderiam evoluir para desfechos mais graves a longo prazo.

O acompanhamento com exames laboratoriais pode, de maneira objetiva, comprovar possíveis efeitos indesejáveis do uso de EAA, como por exemplo:

1) Perfil hematológico: como um dos efeitos terapêuticos dos EAA é o aumento da produção de células da linhagem vermelha do sangue, visando o tratamento de algumas anemias, o uso exagerado pode aumentar essa produção em demasia, elevando o hematócrito e colaborando para uma poliglobulia (aumento de glóbulos) e possível aumento de viscosidade sanguínea. Alterações importantes da função hepática podem contribuir para alteração do coagulograma (que deve também ser solicitado), promovendo aumento de risco de eventos hemorrágicos ou trombóticos diversos.

2) Perfil glicêmico: muitos usuários fazem uso prolongado de dietas hipercalóricas, e assim hiperglicêmicas, sendo que em muitos casos, para "bater calorias"/"bater os macros", acabam utilizando carboidratos simples nos "furos" da dieta com doces, sorvetes, massas, etc. Estes podem apresentar níveis elevados de insulina (quando já também não fazem uso exógeno), com alteração potencial da hemoglobina glicada e glicemia de jejum.

3) Perfil lipídico: como vimos, muitos EAA podem alterar os níveis de HDL (melhora do transporte reverso de colesterol), e juntando ao item acima, em dietas hipercalóricas (hiperglicídicas e hiperlipídicas), usuários de EAA podem apresentar dislipidemias. Interessante também a avaliação das apolipoproteínas.

4) Função hepática: quando do uso de EAA orais (em especial os 17-alfa-alquilados), ou injetáveis em altas doses (em especial quando as drogas provêm do mercado paralelo com potenciais contaminantes), podem promover sobrecarga hepática, e mais raramente uma hepatite medicamentosa.

5) Função renal: a excreção da maioria dos EAA é renal, e quando associamos altas dosagens proteicas (acima de 5 g/kg), drogas de mercado paralelo (com potenciais contaminantes), e altas dosagens de EAA, podem promover sobrecarga renal, e assim uma potencial alteração de função.

6) Eletrólitos: por exemplo sódio, potássio, cálcio, entre outros, frequentemente o uso de diuréticos, para reduzir o efeito de retenção hídrica da aromatização da testosterona, ou em fases de definição para competição.

7) Marcadores de inflamação: como homocisteína, PCR ultrassensível e VHS, justificado pelo padrão dietético com excesso calórico (incluindo por vezes carboidratos refinados e excesso de gordura saturada provinda da grande quantidade ingerida de carnes) visando ao ganho de peso associado a deficiências de micronutrientes (fitoquímicos, vitaminas, minerais).

8) Perfil hormonal: incluindo testosterona livre e total, SHBG, LH, FSH, estradiol, prolactina, TSH, T4-livre, cortisol, DHEA, DHEA-S, entre outros. Independentemente da fase do ciclo, espera-se um perfil hormonal (ex. inibição das gonadotrofinas e estradiol alto durante o ciclo; e testosterona total e livre, SHBG baixos no pós ciclo) potencialmente alterado, e para entendimento de sintomas (se presentes), o perfil hormonal mais específico ajuda o profissional a entender o que está acontecendo.

9) Outros: a depender da suplementação utilizada do perfil dietético (por vezes pelo volume de alimentos, frutas, verduras e legumes não são ingeridos como deveriam), podemos raciocinar para deficiências vitamínicas e minerais específicas.

Exames morfológicos e funcionais também podem entrar no escopo de avaliação, diagnóstico e acompanhamento do usuário de EAA, como por exemplo:

I) Cardiológicos:

- **Ecocardiograma:** exame morfológico do coração justificado, pois juntando as adaptações crônicas cardíacas do treinamento de força (que são decorrentes de uma pós-carga aumentada, ou seja, ocorre hipertrofia das paredes e septo miocárdico pelo necessário bombeamento sob sobrecarga de pressão por causa da contração vascular periférica pela contração muscular) com o uso de EAA e com uma pré disposição anterior (familiar/genética), podemos encontrar uma hipertrofia cardíaca patológica.

- **Teste ergométrico (TE)/Teste de esforço cardiopulmonar (TECP):** justificado primeiro pelo que foi falado no item anterior (hipertrofia cardíaca) e potencial alteração da condução cardíaca ou resposta funcional ao esforço (alterações pressóricas, alterações da condução elétrica cardíaca). Outro motivo é o aumento de peso muito rápido que acontece com alguns, e assim diferenciar se a fadiga ou falta de ar ou cansaço nos esforços aeróbios não é decorrente de qualquer causa cardíaca ou respiratória. Muitos fisiculturistas nas fases de ganho de peso acabam evitando exercícios aeróbios, e parte deles apresenta um condicionamento cardiovascular pobre, o que poderia ser fator de risco para desenvolvimento de doenças cardíacas ou predisposição a infarto agudo do miocárdio).

- **MAPA/HOLTER:** justificado se ao exame físico ou nos exames acima citados (Ecocardiograma, TE, TECP) houver a presença de alterações da pressão arterial (sistólica e/ou diastólica) ou do ritmo cardíaco. Sintomas específicos investigados por uma boa anamnese clínica também podem ser guias para raciocínio e potencial solicitação de melhor investigação do comportamento cardiovascular durante o dia a dia do usuário de EAA.

II) Outros exames de imagem:

A ultrassonografia de abdome total, incluindo rins e vias urinárias, pode ser um exame pensado, justificado pelas frequentes queixas de gases, distensão abdominal (possivelmente decorrente de uma dieta inadequada ou excessiva), para avaliação de possíveis visceromegalias decorrentes do uso de GH e insulina. Outro fator são as queixas de acordar para urinar com frequência e a constante vontade de urinar, claro que possivelmente está relacionado ao volume muitas vezes alto de ingesta líquida (seja por água ou múltiplos "*shakes*" ao longo do dia), mas um diagnóstico diferencial de exclusão pode ser necessário em alguns casos.

Hemangioma (proliferação/emaranhado de microvasos) hepático, cistos renais e esteatose hepática (decorrente da dieta hipercalórica, composta pelos componentes hiperlipídico e hiperglicídico) não são achados incomuns na população em geral, e, assim, também acabam sendo frequentes em usuários de EAA.

Em usuários mais velhos (acima de 40 anos) e com história longa de uso contínuo ou intermitente de EAA ao longo da vida, pela idade (o que seria assim indicado para qualquer homem, junto com avaliação clínica urológica incluindo anamnese e toque retal) e pelo uso de EAA, uma ultrassonografia da próstata por via abdominal pode ser também pensada visando à avaliação de volume residual vesical (bexiga – somado às queixas urinárias) e volume prostático. Diferentemente do que se pensou por muito tempo, quando a compreensão da interação testosterona e próstata ainda era rudimentar, um maior volume de andrógenos circulantes, pelo mecanismo de saturação, não promove influência significativa na próstata para aumento de volume, elevação de PSA (antígeno prostático específico) e aumento do risco ou aparecimento de câncer. Ainda, essa não associação com danos tem forte comprovação científica, consonantes em diferentes estudos de alta qualidade (Khera M. *et al*, 2014; Krakowsky Y. *et al*, 2017; Elliot J. *et al*, 2017; Boyle P. *et al*, 2016).

Ultrassonografia de tireoide pode ser pensada quando da alteração clínica de volume vista pela palpação ao exame físico, como diagnóstico diferencial de fadiga e queda de cabelo (que também podem ser promovidos pelos EAA), história familiar, uso exógeno em quantidades altas de T3/T4 ou alteração dos marcadores laboratoriais específicos (TSH, T3, T3 reverso, T4, T4-livre, anticorpo antiperoxidase, anticorpo antitireoglobulina). Na população em geral é comum o achado ao exame de cistos e nódulos, sem repercussões clínicas.

A ultrassonografia de testículos pode ser pensada também, quando da queixa de redução do volume testicular ou volume de ejaculação, quando da detecção de volume testicular reduzido ao exame físico do usuário de EAA, quando da queixa de incapacidade de geração de gravidez ou alteração do espermograma (quantitativa e/ou qualitativa).

Outros exames, como a tomografia computadorizada e a ressonância nuclear magnética são exames que podem ser pensados, se necessários, quando a avaliação clínica, laboratorial ou exames mais simples apresentarem alterações.

d) Risco e causalidade envolvendo os EAA

O modelo ideal de estudo para avaliar CAUSA > CONSEQUÊNCIA (ou seja, para avaliação de "causalidade") seria um estudo randomizado, placebo controlado com múltiplas doses (avaliação de dose-resposta), com avaliações periódicas e acompanhamento por longo período (muitos anos). Seria também necessário considerar que diferentes fatores entre usuários e controles fossem mapeados e homogêneos entre controles e usuários (treinamento, padrão dietético, sono e descanso, uso de drogas acessórias, outros fatores relacionados ao estilo de vida). A figura 13.2 apresenta de forma mais clara como seria um modelo ideal de estudo do uso de EAA.

No entanto, esse modelo de estudo considerado ideal não existe na literatura científica atual, onde a maior parte dos estudos de bom desenho e controle (randomizados controlados) são por período curto de duração (maioria de até 16 semanas).

Figura 13.2 – Considerações sobre o modelo ideal de estudo do uso de EAA.

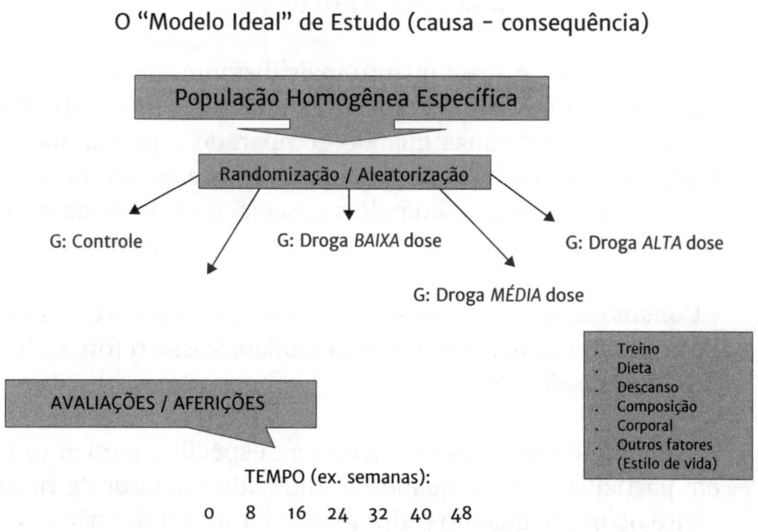

Assim, o verdadeiro cálculo de "risco" (relativo ou absoluto) que deveria envolver ter desfechos presentes em controles e usuários (morte, eventos cardiovasculares, neoplasias, etc.) para poder compor uma tabela 2 × 2 fica prejudicado. Ou seja, para saber "qual o risco" ou "quanto aumenta o risco" do uso de EAA é necessário que se tenham estudos bem conduzidos com desfecho. Assim, a melhor ideia que temos no momento sobre os "riscos" associados ao uso de EAA seria dizer que ele é "desconhecido". Segundo Fletcher RH (2014), para que um fator de risco possa ter influência clínica, ele precisaria aumentar perfis de risco em 200 vezes, e, talvez, seja um dos motivos pelos quais observamos um grande uso associado a baixos níveis de efeitos adversos graves (Franke WW, 1997; Bahrke MS, 2004).

Os estudos que apresentam longo tempo de acompanhamento (estudos de coorte), necessários para aparecerem os desfechos de longo tempo de evolução, possuem também muitos confundidores associados (diferentes ciclos de EAA, drogas de mercado paralelo, com diferentes drogas associadas, por diferentes períodos prévios de uso ao longo da vida, sem adequada avaliação prévia ao início do uso para certeza de ausência do desfecho antes da intervenção).

Como possibilidade, mas não como condição necessária (ou seja, não é um "*checklist*" que se completo ou incompleto diga-se "sim" ou "não" ou com certeza), é valido o olhar para os critérios de causalidade propostos por Sir. Austin Bradford Hill em 1965 (Luiz RR, 2002), para poder raciocinar sobre causalidade e uso de EAA:

- **Força de associação:** quanto mais distante do valor da nulidade, mais forte será a associação, e quanto mais forte maior a chance de ser causa quando comparado a uma associação fraca. Associações fracas têm maior chance de serem devidas à vieses, ao contrário, quando a associação é forte algum viés seria mais evidente.

- **Consistência:** os achados são consistentes em diversos estudos e em diferentes populações estudadas, isso reforça a hipótese de causalidade.

- **Especificidade:** quando uma causa é específica para um efeito em particular. Assim, quando introduzido um fator de risco, o efeito ocorre, e quando retirado esse fator, o efeito não ocorre.

- **Temporalidade:** uma causa deve, necessariamente, preceder o aparecimento do efeito. Por isso estudos transversais, retrospectivos ou sem avaliação prévia à exposição ao fator de risco são pouco válidos na predição de causalidade.

- **Gradiente biológico:** quando existe a presença de uma curva dose-resposta, ou seja, quanto maior a dose ou nível de exposição, maior o efeito/desfecho, e isso reforça a possibilidade causal.

- **Plausibilidade:** quando o efeito observado ou de hipótese é plausível se avaliado pelo conhecimento vigente. Vale lembrar que nesse critério podemos ter um desconhecimento do real mecanismo no momento presente (mesmo tendo estudos), e por isso se teria menos segurança para interpretação de causalidade.

- **Coerência:** só pode ser satisfeito esse critério quando a associação encontrada faz sentido e não entra em conflito com o conhecimento atual da história natural da doença e a biologia da doença (combina os critérios de consistência e plausibilidade biológica).

- **Evidência experimental:** é bastante conhecido o poder dos experimentos na avaliação de possível causalidade, no entanto, dificilmente esses estudos envolvem populações humanas (em especial por questões éticas), ficando restrito pela incapacidade da validade externa desses experimentos em diferentes modelos.

- **Analogia:** uma simples analogia pode reforçar a força causal, por exemplo, se determinado fármaco causa um efeito, outros fármacos que tenham mecanismos de ação semelhante podem promover os mesmos efeitos.

Seria muito válido e extremamente interessante poder ter em mãos estudos com usuários de EAA por período prolongado, em que pudéssemos aplicar os conceitos acima sobre causalidade. Mas, como dito, e embora os critérios de causalidade pudessem ajudar, a maior parte dos estudos apresentam inúmeros confundidores, que acabam por inviabilizar uma inferência causal com precisão.

Para outros desenhos de estudos, como relatos de caso e séries de caso, é importante que se tenha noção para fazer determinadas perguntas para que uma hipótese (lembre-se que esses desenhos não são adequados para causalidade) possa ser melhor pensada. Entre elas temos:

1) Quem era o paciente previamente ao uso de EAA? (história pessoal e familiar, exames comprobatórios de ausência do desfecho antes da exposição);

2) Qual a origem da droga? (pois podemos estar vendo o efeito apenas da alta dose, em casos de superdosagens, ou então o efeito por algum contaminante);

3) A quantidade foi relatada, medida ou é perto da moderadamente suprafisiológica? (estudos com relatos de uso podem ser inacurados pelo viés de memória; medida, pois estudos que compararam relatos com avaliação laboratorial, encontraram divergências de EAA relatados e metabólitos encontrados, potencialmente devido a adulteração dos medicamentos do mercado paralelo; fica óbvio que doses exageradas, por si só, pela característica da curva em "U" da testosterona, gerariam efeitos indesejados certamente, e estaríamos vendo apenas um efeito da dose utilizada);

4) O EAA era a única droga utilizada? Foi feito um exame toxicológico? (diria que essa seria quase impossível de acontecer, pois quase nunca se usa EAA sem outras drogas associadas, perdendo assim a avaliação do que exatamente causou o efeito observado; exames toxicológicos identificariam contaminações por metais pesados e drogas ilícitas que potencialmente estariam atreladas ao desfecho ou efeito observado);

5) Qual o tempo de uso? (muitos utilizam EAA em doses altas e de forma continuada por muitos anos seguidos, o que seria inadequado, como vimos; além disso um usuário de EAA que fez apenas um ciclo de 8 semanas ao longo da vida não seria comparável a outro usuário de EAA há 10 anos com 4 ciclos ao ano).

Considerações finais

Como dito no início deste capítulo, reitera-se sobre a importância de conhecimentos mínimos de MBE, que serão aplicados no escopo do uso de EAA abordado em diferentes tipos de estudos científicos. Temos que "ausência de evidência, não é evidência de ausência", isto é, se ainda não há um adequado volume de estudos de boa qualidade que permita inferir causalidade em diversos aspectos do uso de EAA, não se tem a garantia de que não possam acontecer eventos adversos, bem como também não se pode advogar com certeza espartana sobre a inexorabilidade do acontecimento desses indesejados efeitos. Cabe ao leitor, então, o bom senso e ímpeto em compreender mais profundamente esses conceitos, com o objetivo de, como o dito, "separar o joio do trigo" quando adentrar na discussão de um tema considerado bastante polêmico e com opiniões muitas vezes visceralizadas, para que, de posse da boa ciência, possa questionar ou raciocinar em qualquer questão que o tema abranger.

Referências

Araújo LF, Dlgalarrondo P, Banzato CM. Sobre a noção de causalidade na medicina: aproximando Austin Bradford Hill e John L. Mackie Rev Psiq Clín. 2014;41(2):56-61.

Baggish AL, Weiner RB, Kanayama G, et al. Long-term anabolic-androgenic steroid use is associated with left ventricular dysfunction. Circ Heart Fail. 2010 Jul;3(4):472-6.

Bahrke MS, Yesalis CE. Abuse of anabolic androgenic steroids and related substances in sport and exercise. Curr Opin Pharmacol. 2004 Dec;4(6):614-20.

Bhasin S, Storer TW, Berman N, et al. A replacement dose of testosterone increases fat-free mass and muscle size in hypogonadal men. J Clin Endocrinol Metab. 1997;82 407-413.

Bhasin S, Storer TW, Berman N, et al. The effects of supraphysiologic doses of testosterone on muscle size and strength in normal men. N Engl J Med. 1996 Jul 4;335(1):1-7.

Bhasin S, Woodhouse L, Casaburi R, et al. Testosterone dose-response relationships in healthy young men. Am J Physiol Endocrinol Metab. 2001 Dec;281(6):E1172-81.

Bhasin S. The dose-dependent effects of testosterone on sexual function and on muscle mass and function. Mayo Clin Proc. 2000 Jan;75 Suppl:S70-5.

Bonkovsky HL, Fiellin DA, Smith GS, et. al. A randomized, controlled trial of treatment of alcoholic hepatitis with parenteral nutrition and oxandrolone. I. Short-term effects on liver function. Am J Gastroenterol. 1991 Sep;86(9):1200-8.

Bonkovsky HL, Singh RH, Jafri IH, et. al. A randomized, controlled trial of treatment of alcoholic hepatitis with parenteral nutrition and oxandrolone. II. Short-term effects on nitrogen metabolism, metabolic balance, and nutrition. Am J Gastroenterol. 1991(a) Sep;86(9):1209-18.

Boyle P, Koechlin A, Bota M. Endogenous and exogenous testosterone and the risk of prostate cancer and increased prostate-specific antigen (PSA) level: a meta-analysis. BJU Int. 2016 Nov;118(5):731-741.

Brodsky IG, Balagopal P & Nair KS. Effects of testosterone replacement on muscle mass and muscle protein synthesis in hypogonadal men-a Clinical Research Center Study. J Clin Endocrinol Metab. 1996;81:3469-3475.

Elliott J, Kelly SE, Millar AC, et al. Testosterone therapy in hypogonadal men: a systematic review and network meta-analysis. BMJ Open. 2017 Nov 16;7(11):e015284.

Fletcher RW, Fletcher SW, Fletcher GS. Epidemiologia Clínica: elementos essenciais. 5a Edição, Editora Artmed, Rio de Janeiro, 2014.

Franke WW, Berendonk B. Hormonal doping and androgenization of athletes: a secret program of the German Democratic Republic government. Clin Chem. 1997 Jul;43(7):1262-79.

Greenhalgh T. Como ler artigos científicos. 4. ed. Editora Artmed, Porto Alegre, 2013.

Hoffman JR, Ratamess NA. Medical issues associated with anabolic steroid use: are they exaggerated? J Sports Sci Med. 2006 Jun 1;5(2):182-93.

Katznelson L, Finkelstein JS, Schoenfeld DA, et al. Increase in bone density and lean body mass during testosterone administration in men with acquired hypogonadism. Journal of Clinical Endocrinology and Metabolism 1996;81:4358-4365.

Khera M, Crawford D, Morales A, et al. A new era of testosterone and prostate cancer: from physiology to clinical implications. Eur Urol. 2014 Jan;65(1):115-23.

Krakowsky Y, Morgentaler A. Risk of Testosterone Flare in the Era of the Saturation Model: One More Historical Myth. Eur Urol Focus. 2017 Jul 1;pii:S2405-4569(17)30159-1.

Long SF, Wilson MC, Sufkla KJ., Davis WM. The effects of cocaine and nandrolone co-administration on aggression in male rats. Prog Neuropsychopharmacol Biol Psychiatry. 1996 Jul;20(5):839-56.

LUIZ RR, and STRUCHINER CJ. Inferência causal em epidemiologia: o modelo de respostas potenciais [online]. Rio de Janeiro: Editora FIOCRUZ, 2002. 112 p. Available from SciELO Books <http://books.scielo.org>.

Luna-Filho B. A ciência e a arte de ler artigos médicos. Editora Atheneu: São Paulo, 2010.

Mendenhall CL, Anderson S, Garcia-Pont P, et al. Short-term and long-term survival in patients with alcoholic hepatitis treated with oxandroloneand prednisolone. N Engl J Med. 1984 Dec 6;311(23):1464-70.

Mendenhall CL, Moritz TE, Roselle GA, et al. A study of oral nutritional support with oxandrolone in malnourished patients with alcoholic hepatitis: results of a Department of Veterans Affairs cooperative study. Hepatology. 1993 Apr;17(4):564-76.

Nobre M, Bermardo WM. Prática clínica baseada em evidências. Editora Elzevier, Rio de Janeiro, 2006.

Porello RA, Dos Santos MR, DE Souza FR. et al. Neurovascular Response during Exercise and Mental Stress in Anabolic Steroid Users. Med Sci Sports Exerc. 2018 Mar;50(3):596-602.

Shanks N, Greek R, Greek J. Are animal models predictive for humans? Philos Ethics Humanit Med. 2009 Jan 15;4:2.

Snyder PJ, Peachey H, Berlin JA, et al. Effects of testosterone replacement in hypogonadal men. J Clin Endocrinol Metab. 2000;85:2670-2677.

Søndergaard EB, Thune JJ, Gustafsson F. Characteristics and outcome of patients with heart failure due to anabolic-androgenic steroids. Scand Cardiovasc J. 2014 Dec;48(6):339-42.

Wang C, Eyre DR, Clark R, et al. Sublingual testosterone replacement improves muscle mass and strength, decreases bone resorption, and increases bone resorption markers in hypogonadal men – a Clinical Research Center Study. J Clin Endocrinol Metab. 1996;81:3654-3662.

Wang C, Swerdloff RS, Iranmanesh A, et al. Transdermal testosterone gel improves sexual function, mood, muscle strength, and body composition parameters in hypogonadal men. Testosterone Gel Study Group. J Clin Endocrinol Metab. O2000;85:2839-2853.

Capítulo 14

Posicionamentos de entidades de Saúde sobre o uso de EAA

Como vimos no capítulo sobre a história dos EAA, a partir do espalhamento progressivo dos usos outros que não o terapêutico, em população saudável, para fins estéticos e de desempenho esportivo, houve também um progressivo combate ao uso por parte de entidades esportivas e de saúde.

Assim, ao longo deste capítulo, veremos alguns posicionamentos de entidades médicas e esportivas e seu grau de evidência científica. Como já foi explicitado em outro capítulo sobre hierarquia de evidências científicas, caberá ao leitor aplicar os conceitos de medicina baseados em evidências na hora do julgamento crítico dos posicionamentos apresentados.

1) Posicionamento do uso de andrógenos e de hormônio de crescimento humano. *(Hoffman JR, Kraemer WJ, Bhasin S, et al. Position Stand on Androgen and Human Growth Hormone Use. J Strength Cond Res.* 2009;23(5):S1-S59).

Este foi um posicionamento que não foi baseado em uma revisão sistematizada da literatura científica, com necessária posterior avaliação e julgamento crítico dos estudos encontrados. Assim, é um posicionamento que foi baseado (leia-se "referenciado") em artigos científicos, mas não se tem conhecimento se os artigos apontados traduzem uma avaliação global da totalidade e qualidade das evidências científicas. Seguem alguns trechos extraídos que fazem referência ao uso de andrógenos (tema de interesse deste livro):

- A administração de andrógenos em homens aumenta a massa corporal (peso), massa muscular e força voluntária de maneira dose-dependente.

- O limite de concentração para o máximo efeito de *performance* permanece desconhecido.

- A administração combinada de andrógenos e treinamento resistido em homens é associada a maiores ganhos de massa magra, volume corporal e força voluntária máxima, do que quando comparado a cada intervenção de forma isolada.

- A terapia com testosterona (TRT) é aprovada para o tratamento de hipogonadismo em homens adolescentes e adultos.

- Entretanto, as aplicações dos andrógenos e dos moduladores seletivos do receptor androgênico (SARM) têm sido estudadas para limitações funcionais do envelhecimento e algumas doenças crônicas.

- A magnitude e frequência dos efeitos adversos entre usuários de androgênios ainda não foi sistematicamente estudada.

- Efeitos adversos potenciais incluem: supressão do eixo HHG; alterações de humor e comportamento; aumento do risco de doença cardiovascular; disfunção hepática com andrógenos orais; resistência a insulina; intolerância a glicose; acne; ginecomastia; e abstinência na descontinuação.

- Ainda, a polifarmácia de muitos usuários de andrógenos (drogas acessórias e psicoativas) pode gerar sérios eventos adversos por si só.

- Os efeitos adversos da administração de andrógenos em mulheres são semelhantes aos observados em homens.

- Ainda, mulheres utilizando andrógenos podem também experienciar efeitos virilizantes, como aumento do clitóris, engrossamento da voz, hirsutismo e mudanças em hábitos corporais. Essas alterações podem não ser reversíveis com a parada do uso.

- Em crianças em pré e peri-puberdade o uso de andrógenos pode levar a virilização e fechamento prematuro das epífises de crescimento ósseo, resultando em baixa estatura.

- Desde 1990 o uso de andrógenos para propósitos não terapêuticos, nos Estados Unidos, é ilegal.

- Andrógenos são categorizados como drogas de classe III.

- Portar qualquer substância de classe III nos Estados Unidos é passível de punição por fiança, tempo de prisão ou ambos.

- Prescrever andrógenos para fisiculturismo ou aumento de desempenho atlético é também passível de punição.

- Esforço continuado deve ser realizado para educar atletas, treinadores, pais, médicos e o público em geral, sobre o uso e abuso de andrógenos.

- Programas educacionais devem focar nos riscos médicos potenciais desse uso de recursos ergogênicos, otimizando programas de treinamento e estratégias nutricionais, visando aumento de adaptações fisiológicas e desempenho.

- Ainda, realizar a educação de treinadores sobre a seleção de metas e expectativas realísticas para seus atletas ajudará na redução da pressão para a busca de recursos ergogênicos na assistência e potencial identificação de usuários desses recursos.

- A NSCA (*National Strength and Conditioning Association*) apoia e promove patrocínio adicional direcionado para programas educacionais efetivos, documentação de efeitos adversos agudos e crônicos do uso de andrógenos, estratégias para otimização de desempenho esportivo através de treinamento e nutrição, estratégias para descontinuação de uso e estratégias para detecção do abuso.

2) Posicionamento da Associação Nacional de Treinadores Esportivos sobre EAA. (*Kersey RD, Elliot Dl, Goldberg L, et al. National Athletic Trainer's Association Position Statement: Anabolic-Androgenic Steroids. Journal of Athletic Training.* 2012;47(5):567-588).

Este foi um posicionamento melhor elaborado do que o apresentado no item 1, acima, pois avaliou criticamente os estudos apontados como referência científica que deram base para cada recomendação, feitas (a seguir) em graus (A, B, e C). No entanto, assim como o posicionamento anterior, também não apresentou uma busca sistematizada da literatura científica, ficando assim desconhecido, se o que é apresentado como recomendação realmente reflete as conclusões que seriam condizentes com a totalidade das evidências até então publicadas em bases de dados científicos.

Categorias de Evidência

A - Recomendação baseada em evidência consistente, paciente orientada e de boa qualidade (morbidade, mortalidade, melhora de sintomas, redução de custos e qualidade de vida).

B - Recomendação baseada em evidência, paciente orientada inconsistente ou de qualidade limitada.

C - Recomendação baseada em consenso, prática usual, opinião, evidência doença orientada (medidas intermediárias, fisiológicas ou com desfechos intermediários que podem ou não refletir melhora no prognóstico do paciente), ou estudos de série de casos para diagnóstico, tratamento, prevenção ou screening (testagem, avaliação).

a) Ciência Básica:

- Profissionais de saúde e educadores devem saber que EAA são substâncias sintéticas relacionadas ao hormônio masculino testosterona.
- Os EUA classificam muitos EAA como drogas controladas de classe III.
- Indústria farmacêutica e laboratórios clandestinos podem desenvolver diversos EAA para maximizar efeitos anabólicos, minimizar efeitos androgênicos, melhorar farmacocinética, aumento de afinidade pelo receptor e, em alguns casos, para evitar detecção.

*<u>Para os acima</u>: **Evidência Categoria A.**

- Profissionais de saúde e educadores devem saber que os mecanismos de ação dos EAA são complexos e variáveis.
- Os EAA aparentam promover a síntese proteica via aumento de transcrição, enquanto também agem como antagonistas glicocorticoides, reduzindo o catabolismo.
- Os EAA induzem diversas ações psicotrópicas potencialmente ergogênicas que alteram a neuroquímica cerebral, podem estimular GH e IGF-1, bem como promover *downregulation* da miostatina (sub-regulação).

*<u>Para os acima</u>: **Evidência Categoria C.**

b) Uso terapêutico de EAA e abuso não terapêutico:

- Profissionais de saúde e educadores devem reconhecer as possíveis indicações dos EAA, que incluem: terapia para o hipogonadismo, algumas anemias raras, anticatabolismo para aqueles com síndromes de perda (consumptivas), manutenção ou ganho de saúde óssea e outras indicações médicas.

- Embora haja sugestão que os EAA podem agir como "*anti-aging*", a evidência é questionável.

- Profissionais de saúde e educadores devem reconhecer que, embora estudos de prevalência do uso de EAA tenham limitações, a evidência atual sugere que seja um fenômeno mundial.

- O Abuso de EAA visa à melhora de desempenho, desenvolvimento muscular e melhora da imagem corporal.

- Homens abusam dos EAA mais que mulheres.

- Aqueles que utilizam EAA por razões não terapêuticas em geral não participam de esportes estruturados. Usuários incluem adolescentes, colegiais, atletas profissionais e olímpicos, fisiculturistas, atletas amadores, entre outros.

- O uso não medicinal dos EAA se inicia na adolescência.

- Profissionais de saúde e educadores devem reconhecer que usuários de EAA conseguem de fontes diversas, incluindo "*designer steroids*" (não aprovados pela FDA), de uso veterinário e do mercado paralelo.

- Embora usuários possam obter os EAA com médicos, as fontes em geral são outras, como a internet, parceiros de treino, donos ou instrutores de academias, colegas de equipe e treinadores.

- EAA falsificados são comuns e direcionam preocupação para questões de qualidade: impurezas, contaminantes, rótulos inadequados.

*Para os acima: **Evidência Categoria C.**

- Profissionais de saúde e educadores devem entender que doses utilizadas no abuso são muito maiores que as terapêuticas de reposição.

- Usuários frequentemente fazem "*stacking*" (combinação) com múltiplos EAA com diferentes meias-vidas e solubilidades.

- O abuso de EAA em geral ocorre em ciclos repetidos de 6-12 semanas, seguido de períodos de não uso.

*Para os acima: **Evidência Categoria B.**

c) Eficácia dos EAA:

- Profissionais de saúde e educadores devem respeitar que há restrições de evidências de alta qualidade para determinar eficiência e efeitos adversos dos EAA.

- Questões éticas não permitem pesquisas com doses extremas pelo controle federal dos EAA, bem como o perfil de riscos reportados do uso de EAA em doses não terapêuticas.

*Para os acima: **Evidência Categoria C.**

- Profissionais de saúde e educadores devem saber que a eficácia dos EAA como agentes anabólicos sugere uma relação dose-dependente para aumento de massa magra.

- Essas substâncias podem agir de forma geral como recursos ergogênicos quando medidas de força e potência relacionadas ao desempenho esportivo são utilizadas.

*Para os acima: **Evidência Categoria A.**

d) Abuso de EAA e efeitos na saúde:

"Profissionais de saúde e educadores devem estar atentos para efeitos adversos em vários órgãos e sistemas biológicos"

- Doses suprafisiológicas de EAA podem ocasionalmente estar associadas a síndromes maníacas e hipomaníacas, frequentemente caracterizadas por comportamento agressivo ou irritação.

- Episódios de depressão maior podem estar associadas com a parada do uso.

- Usuários de EAA podem desenvolver síndrome de dependência relacionada aos efeitos mioativos e psicoativos e podem apresentar outras formas de dependência a drogas, assim como opioides.

- Os Efeitos cardiovasculares dos EAA permanecem obscuros.

- Achados de pesquisas substanciais sugerem que o abuso de EAA influencia de forma negativa o sistema cardiovascular.

- As melhores evidências indicam que as manifestações do uso não terapêutico incluem cardiomiopatia e potencial para doença aterosclerótica causada pela alteração lipídica desfavorável, o que pode alterar o risco individual para doença arterial coronária.

*Para os acima: **Evidência Categoria B.**

- Embora raro, afecções hepáticas incluindo icterícia colestática e peliose hepática podem ocorrer com o abuso de EAA, especialmente com os EAA orais 17-alfa-alquilados.

*Para os acima: **Evidência Categoria A.**

- O abuso de EAA inibe o eixo HHG reduzindo a produção endógena de testosterona, LH e FSH.

- Pode afetar a função tireoidea e afetar negativamente a tolerância a glicose.

- O abuso de EAA afeta diretamente o sistema reprodutor masculino, com efeitos adversos possíveis incluindo hipogonadismo, redução da espermatogênese, redução da motilidade espermática, disfunção erétil, impotência, ginecomastia e alopécia androgenética.

- Muitas dessas condições são reversíveis com a parada do uso de EAA, muito embora alterações mamárias e capilares requeiram tratamentos adicionais, incluindo cirurgia.

- Alterações reprodutivas em mulheres usuárias geralmente envolvem virilização, incluindo engrossamento da voz, hirsutismo, hipertrofia de clitóris, atrofia mamária, alterações de libido, disfunção menstrual, calvície de padrão masculina e acne.

- Diferentemente dos efeitos adversos em homens, muitas dessas alterações são permanentes em mulheres.

*Para os acima: ***Evidência Categoria B.***

- O abuso quando o esqueleto ainda é imaturo pode proporcionar o fechamento epifisário dos ossos longos, resultando em encurtamento da estatura.

- Outros efeitos adversos no sistema musculoesquelético podem incluir tendinopatias (possíveis rupturas).

- Pouca evidência apoia o uso terapêutico dos EAA para recuperação de lesões musculotendíneas.

Para os acima*: ***Evidência Categoria C.*

- Um possível efeito imunossupressor pode existir em humanos.

- O abuso tem risco de infecções locais e sistêmicas (incluindo hepatites e HIV) com uso de seringas não estéreis.

Para os acima*: ***Evidência Categoria B.*

- O abuso de EAA em altas dosagens leva a diversas condições dermatológicas, mais comumente alguma forma de acne.

- A estrutura e função renal podem estar sob risco com doses suprafisiológicas de EAA, especialmente quando combinadas com anti-inflamatórios não esteroidais (AINES), dietas hiperproteicas, alguns suplementos nutricionais e desidratação.

- A gengiva e outros tecidos orais também podem ser afetados.

*<u>Para os acima</u>: **Evidência Categoria C.***

e) Prevenção e abuso de EAA:

- Profissionais de saúde e educadores devem reconhecer a grande variância em programas de testagem.
- Devido ao pequeno número de estudos de alta qualidade, ainda é obscuro se tais *screenings* detêm o abuso de forma significante.
- Estudos prospectivos randomizados para investigar a capacidade de deter o abuso de EAA são necessários.
- Profissionais de saúde e educadores devem reconhecer que, embora a educação relacionada ao abuso precise de mais estudos, programas bem delineados podem efetivamente reduzir o abuso em adolescentes.
- Deve-se considerar a importância da inclusão precoce de modelos de prevenção no currículo educacional.

*<u>Para os acima</u>: **Evidência Categoria C.***

f) Identificação do abuso de EAA e intervenção:

- Profissionais de saúde e educadores devem estar atentos ao processo dinâmico e social do abuso.
- O monitoramento ativo do abuso e a manutenção de um diálogo aberto, honesto, baseado em evidências com todas as partes interessadas (atletas, *coaches*, administradores, pais, grupos de ajuda, etc.) é vital.
- Treinadores devem referenciar profissionais de saúde, e com estes desenvolverem boa relação.

*<u>Para os acima</u>: **Evidência Categoria C.***

3) Projeto Diretrizes – Associação Médica Brasileira: "Abuso e Dependência de Anabolizantes". (Disponível em: <www.diretrizes.amb.org.br> Acesso realizado em 15/02/18, às 14:53h)

Em 30 de novembro de 2012, a Associação Médica Brasileira (AMB), como parte do Projeto Diretrizes, publicou a Diretriz elaborada "Abuso e Dependências de Anabolizantes", de autoria conjunta da Associação Brasileira de Psiquiatria, Sociedade Brasileira de Pediatria e da Sociedade Brasileira de Ortopedia e Traumatologia.

Segundo a AMB:"*O Projeto Diretrizes, iniciativa da Associação Médica Brasileira, tem por objetivo conciliar informações da área médica a fim de padronizar condutas que auxiliem o raciocínio e a tomada de decisão do médico. As informações contidas neste projeto devem ser submetidas à avaliação e à crítica do médico, responsável pela conduta a ser seguida, frente à realidade e ao estado clínico de cada paciente.*

Assim, o objetivo da presente diretriz foi o de "*Auxiliar o médico que faz atendimento geral ou primário a reconhecer, orientar, tratar ou encaminhar ao serviço especializado o usuário com potencial de desenvolver, ou que já apresenta abuso ou dependência de anabolizantes*".

Diferentemente dos posicionamentos apresentados nos itens 1 e 2, a diretriz da AMB foi realizada segundo a estratégia estruturada do PICO (Paciente, Intervenção, Controle e "*Outcome*" - Desfecho), buscados de forma ampla na base de dados do MEDLINE (via Pubmed). Segundo os autores, após a seleção de artigos relevantes, foram propostas recomendações graduadas em A, B, C e D.

Grau de Recomendação e Força de Evidência:

A: Estudos *experimentais ou observacionais de melhor consistência.*

B: Estudos *experimentais ou observacionais de menor consistência.*

C: *Relatos de casos (estudos não controlados).*

D: *Opinião desprovida de avaliação crítica, baseada em consensos, estudos fisiológicos ou modelos animais.*

No entanto, apesar da busca estruturada, não foi apresentado o fluxograma contendo as evidências encontradas na busca, os critérios de inclusão e exclusão de cada estudo incluído na discussão e elaboração de recomendações, ficando ausente ao conhecimento dos leitores o modo como foi feita a real seleção dos artigos. Seguem os trechos de destacada importância (recomendação e classificação da evidência) nessa publicação:

a) Existem indicações clínicas para a prescrição de EAA?

<u>Recomendação:</u>

- "O uso clínico de anabolizantes está indicado no hipogonadismo, cânceres e osteoporose".

*Evidência Categoria D.

b) Quais são os tipos de usuários de EAA?

Recomendação:

- "O uso ilegal acontece entre atletas em busca de bom desempenho e em não atletas preocupados com a estética, todos vulneráveis às graves consequências".

*Evidência Categoria D.

C) Quais são os malefícios do uso de EAA não prescrito?

Recomendação:

- "O uso indiscriminado de EAA leva a complicações graves, como supressão da espermatogênese, ginecomastia, virilização e mortalidade precoce, principalmente por causa cardiovascular".

*Evidência Categoria D .

d) Como incide o uso de EAA e qual a prevalência de dependência?

Recomendação:

- "Entre 1% e 3% dos jovens do sexo masculino de países ocidentais já utilizaram EAA em algum momento da vida. Portanto, a investigação do uso dessas substâncias deve fazer parte de todas as anamneses, principalmente entre homens".

*Evidência Categoria D.

e) Quais são os sinais e sintomas encontrados em situações de intoxicação aguda/abuso de EAA e como manuseá-las?

Recomendação:

- "Diante do abuso dos EAA, eventos cardiovasculares podem acontecer, mas outras complicações devem ser pesquisadas".

*Evidência Categoria D.

f) A dependência de EAA pode ocorrer?

Recomendação:

- "A dependência de EAA tem um curso semelhante às demais drogas, assim, há síndrome de abstinência, sendo seu tratamento sintomático".

*Evidência Categoria D.

g) Quais são as complicações mais graves associadas ao uso de EAA?

Recomendação:

- "As principais complicações associadas ao uso de EAA são transtornos de humor, atos violentos e uso de outras drogas, que exigem manejo imediato".

*Evidência Categoria B.

h) Como tratar a dependência de EAA?

Recomendação:

- "Há poucos estudos sobre o tratamento de abuso e dependência de EAA, mas o tratamento tradicional deve focar, concomitantemente, no alívio dos sintomas de abstinência e nas complicações. Deve-se encaminhar para o tratamento do hipogonadismo, visando ao restabelecimento da função endócrina. É importante que os indivíduos estejam esclarecidos que, mesmo após a interrupção do uso, permanece o risco para recaídas, além da maior vulnerabilidade aos efeitos clínicos e psiquiátricos".

*Evidência Categoria D

Em 2013, o Conselho Federal de Medicina, via relator Sr. Júlio Rufino Torres, emitiu um parecer sobre a prescrição de hormônios para incremento de massa muscular em atletas. Apesar de no parecer constar "*consultando trabalhos científicos diversos e de conteúdos merecedores de nossa confiança*", este não apresenta nenhuma referência científica frente ao que foi escrito. Ainda refere que algumas das citações utilizadas no texto foram retiradas do Parecer n. 8/2010 (30/1/2010, disponível no *site* do CREMEC: <www.cremec.com.br> Acesso em 22/02/18, às 09:32h). No entanto, este outro parecer, além de também não conter nenhuma referência científica para o texto elaborado, tratou de uma reportagem veiculada em mídia de massa sobre hormônios bioidênticos e modulação hormonal relacionada ao envelhecimento, não sendo, portanto, referente ao uso específico de EAA.

Segue abaixo, na íntegra, o Parecer do CFM n. 19/2013:

PARECER CFM n. 19/13

INTERESSADO:

Dr. C.A.M.

Prescrição de anabolizantes e hormônio de crescimento para ganho de massa muscular em atletas.

RELATOR:

Cons. Júlio Rufino Torres

EMENTA: A utilização de anabolizantes e hormônios de crescimento em quem não tem indicação de seu uso não deve ser realizada com a finalidade de aumentar sua massa muscular ou seu porte físico.

Como resposta às questões que nos foram dirigidas sobre o uso de anabolizantes e hormônios de crescimento para ganho de massa muscular em atletas, consultando trabalhos científicos diversos e de conteúdos merecedores de nossa confiança, temos a informar o que se segue.

A fisiologia humana, o funcionamento normal do organismo humano, está e sempre esteve na dependência de fatores diversos. Consideram-se doenças metabólicas ou hormonais aquelas alterações orgânicas que resultam de falhas diversas nas estruturas internas do organismo; como exemplos destes distúrbios podemos citar as alterações nos sistemas hormonais. Os hormônios são, como sabemos, substâncias de extremo valor que nos mantêm em funcionamento diuturno. O corpo humano, do ponto de vista fisiológico, é um todo, não podemos dividi-lo em partes a não ser quando o fazemos sob forma de especialidades diversas para tratamento de inumeráveis afecções. Os especialistas em cada área têm o dever e a obrigação de possuir conhecimentos básicos sobre as demais, a fim de não cometer erros; nossa formação nos obriga a isso.

O desenvolvimento e o crescimento da medicina em relação às suas especialidades e subespecialidades aconteceu respeitando técnica e cientificamente sua evolução. No entanto, não podemos e não devemos desrespeitar a natureza no que ela mostra em seu normal funcionamento. Seria o mesmo que transformar o mundo em um clima imutável e agradável a todos; portanto, impossível.

"A prescrição, a administração de hormônios e anabolizantes, precisa ser exercida baseada em evidências científicas comprovadas. Somente trabalhos científicos realizados com metodologia adequada podem assegurar que um tratamento trará benefícios ao paciente". "O uso de hormônios sem que o organismo esteja a precisar deles, ao contrário do que é proposto pela medicina *antiaging*, pode sim causar inúmeros graves efeitos colaterais, inclusive o desencadeamento de certos tipos de câncer". Estas citações foram copiadas do Parecer Cremec no 8/10, da lavra do Dr. Francisco Colares.

O conteúdo acima citado aplica-se certamente ao que nos foi questionado. Medicações que corrigem distúrbios endócrinos e metabólicos somente poderão ser utilizadas diante de falhas orgânicas diagnosticadas como relacionadas com sua deficiência; não faz sentido algum usá-las com a finalidade de fazer crescer a massa muscular, tornando o seu portador um ser que provoque espúria admiração na sociedade. Uma pessoa que se dedique ao desenvolvimento do corpo dentro da normalidade, com a prática de dietas equilibradas e exercícios físicos regulares, poderá adquirir admirável forma física.

Diante do exposto, conclui-se não haver evidências científicas para o seu uso, não sendo eticamente aceita a sua prescrição e administração, com os consequentes efeitos colaterais.

Este é o parecer, SMJ.

Brasília-DF, 22 de agosto de 2013.

JÚLIO RUFINO TORRES

Conselheiro relator

Considerações Finais

Ao longo desta obra, passando pelos diversos capítulos anteriores, fica aparente a observação de que os EAA são método eficiente para aumento de massa muscular e de desempenho esportivo. E isso também é corroborado pelas categorias de evidências científicas melhores constadas nos posicionamentos apresentados. Diversos estudos já foram realizados com jovens saudáveis, publicados em grandes bases de dados científicos, com boa qualidade metodológica, comprovando a eficiência e a relativa segurança a curto prazo, em ambiente controlado, do uso de EAA.

A avaliação crítica da literatura científica, como a realizada, por exemplo, no Projeto Diretrizes da AMB, aponta um baixo grau de evidências para diversos aspectos relacionados ao uso de EAA, a maioria delas com evidência categoria D (*Opinião desprovida de avaliação crítica, baseada em consensos, estudos fisiológicos ou modelos animais*). Mesmo em se tratando de efeitos adversos em longo prazo, as evidências são de pior qualidade do que as apresentadas em estudos publicados em jovens saudáveis, em ambiente controlado e por tempo curto.

No entanto, apenas por serem os estudos relacionando efeitos adversos de baixa qualidade, não devemos significar por isso que não possa haver quaisquer efeitos adversos do uso crônico de EAA, de brandos a graves, pois nunca existirá o uso de qualquer agente farmacológico com 100% de segurança.

A ser desestimulado, por conselhos, entidades esportivas e profissionais de saúde, certamente está o uso de drogas oriundas do mercado paralelo, em grandes quantidades (superdosagens), com polifarmácia associada (uso de múltiplos medicamentos como: GH, IGF-1, peptídeos, diuréticos, insulina, hormônios de tireoide, estimulantes beta-agonistas, anfetaminas, etc.), sem qualquer tipo de acompanhamento clínico e laboratorial em saúde, quais são fatores frequentemente presentes em muitos estudos publicados, promovendo consequentes vieses na interpretação das conclusões dos reais efeitos específicos (exclusivos) do uso crônico de EAA.